MANUEL

D'OBSTÉTRIQUE VÉTÉRINAIRE

LEBRUN. — *Obstétrique.*

MANUEL

D'OBSTÉTRIQUE

VÉTÉRINAIRE

Par O. LEBRUN

Vétérinaire à Percy (Manche),
Lauréat et Membre correspondant de la Société centrale
de Médecine Vétérinaire

« *Labore et rerum longinqui
temporis usu* ».

DEUXIÈME ÉDITION
avec 33 figures

PARIS
VIGOT FRÈRES, ÉDITEURS
23, Rue de l'École de Médecine

1924

AVANT-PROPOS

Le public très restreint auquel était destiné mon *Manuel d'Obstétrique vétérinaire*, paru en 1903, lui a fait bon accueil L'édition fut vite épuisée. Je trouve, dans cet hommage rendu à un modeste travail, l'invitation, sinon le devoir, de publier une seconde édition ; en voici, sinon la justification, du moins la raison.

Même à vingt ans de distance, l'Obstétrique n'offre pas, comme les autres branches de la médecine, de nouveautés susceptibles d'intéresser le lecteur. Il s'agit d'un acte naturel que ne modifient pas sensiblement les conditions de milieu, pas plus d'ailleurs que les connaissances théoriques acquises depuis un quart de siècle. Néanmoins, la pratique des accouchements dystociques a, depuis lors, bénéficié des nombreuses observations cliniques ; elles ont été consignées dans nos périodiques ; nos meilleurs praticiens y ont décrit des méthodes et des manœuvres nouvelles.

L'utilité, l'opportunité et l'application de ces méthodes, forment en majeure partie la texture de chapitres nouveaux.

L'exploitation de nos femelles domestiques, de la vache notamment, comme reproductrices, a subi de notables modifications. Si en lui-même, l'accouchement est resté ce qu'il sera toujours, les circonstances et les difficultés de son accomplissement, du fait de la mère, ne sont plus ce qu'elles étaient.

Autrefois, si le propriétaire, avant tout laboureur, livrait quelques vaches à la reproduction, son intérêt direct lui dictait d'obtenir très vite un produit destiné le plus souvent à la boucherie. Aussi, présentait-il les mères au taureau dès leur plus jeune âge ; la mise-bas avait lieu dès quatorze, quinze ou seize mois ; nombreuses et fréquentes étaient les difficultés du part nécessitant l'intervention du vétérinaire.

Aujourd'hui, au contraire, le propriétaire est devenu producteur et éleveur ; dès lors, il a été contraint de se conformer aux exigences du commerce et de l'élevage. Il lui a fallu orienter ses opérations de façon à obtenir des sujets de plus de valeur, soit par la conformation et le développement, soit par l'aptitude à l'engraissement ou par les qualités laitières.

Ni les conseils ni les encouragements ne lui ont manqué. L'émulation provoquée par de nombreux concours n'a pas été un des moindres stimulants de ces nouvelles initiatives.

L'éleveur a attendu, pour faire couvrir ses femelles, qu'elles soient arrivées à l'âge où le bassin a déjà acquis une grande partie de ses dimensions et auquel ses diamètres seront supérieurs au volume du produit qui devra les traverser.

C'est pour cette raison que les dystocies dues à l'angustie pelvienne sont devenues plus rares.

Du fait que le commerce des animaux s'est considérablement développé et que les transactions, même avec l'étranger, sont devenues plus nombreuses, les grandes femelles domestiques représentent un capital beaucoup plus élevé. Aussi, dans la crainte de subir une perte d'argent importante, si la mise-bas tourne mal, le propriétaire a-t-il recours, de préférence et plus vite à son vétérinaire, plutôt que d'accepter les services empressés des voisins ou des soi-disant connaisseurs dont la réputation imméritée est toujours surfaite.

Chez la brebis et la truie, les parturitions exigent, du fait des mêmes causes, l'intervention du praticien. C'est pourquoi le rôle du vétérinaire reste quand même de premier plan : l'art obstétrical constitue l'une des branches les plus importantes de sa profession.

Il est dès lors indispensable que le vétérinaire, et notamment celui qui s'installe dans un pays de production, ait acquis parfaitement, dès sa sortie de l'Ecole, la connaissance de faits dont il n'a, sans doute, jamais été témoin au cours de ses études, et que seule la pratique dévoile, parce que trop de choses n'ont pu lui être enseignées dans un Cours, si savamment professé et si complet qu'il ait pu être. C'est que, en Obstétrique, chaque cas présente des particularités qui lui sont propres : pas un ne se retrouve absolument identique et ne ressemble aux autres ; mais chacun et tous offrent des difficultés dont le vétérinaire doit pouvoir triompher.

« Entre tout ce que le jeune praticien rencontre forcément à ses débuts, il n'est pas de difficultés plus considérables, et dont les suites, sont-elles malheureuses, pourront lui être plus préjudiciables que celles de l'obstétrique. »

Voilà ce que j'écrivais il y a vingt ans ; je le répète aujourd'hui et j'ajoute encore : A moins de difficulté matérielle absolue, jamais le vétérinaire ne devra se rebuter ni laisser inachevé un travail commencé, sous peine de porter une atteinte grave à ses intérêts et s'exposer à apprendre qu'un empirique, peut-être même son concurrent le plus proche, et le plus redoutable, est intervenu, après son départ, et a mené à bien la parturition que lui-même avait déclarée impossible.

Je n'hésite pas à redire encore que ces principes restent vrais. Cependant, je m'empresse d'avouer qu'il en est un peu différemment aujourd'hui. Le propriétaire est, en général, plus instruit ; il a l'habitude des vélages et poulinages ; il se rend compte par lui-même, d'abord, de la situation ; et, s'il juge un secours nécessaire, c'est à son vétérinaire qu'il s'adresse. On ne réclamera plus de lui, comme jadis c'était la règle, qu'il obtienne coûte que coûte le produit ; qu'il le sépare d'avec la mère, même si l'obstacle est jugé invincible et doive fatalement amener la mort des deux. A présent, le client tient compte, avant tout, de ses intérêts ; il se rend d'ordinaire aux bonnes raisons du praticien qui a sa confiance. Si celui-ci, après des tentatives restées infructueuses, lui montre le danger qu'il y a de poursuivre les manœuvres, de compromettre la vie de la mère, sans espoir d'obtenir un produit vivant et viable ; s'il sait faire ressortir l'avantage économique qu'il y aurait à livrer la mère à la boucherie, le propriétaire suivra son conseil.

La mission du vétérinaire ne manque donc pas d'être parfois délicate ; elle est presque toujours pénible ; elle exige une force musculaire très développée, une grande habileté manuelle ; et on jugera de la valeur du praticien par son savoir-faire et ses succès.

Souvent, plusieurs heures de travail soutenu, ininterrompu

sont nécessaires pour triompher d'un cas dystocique que l'on a très bien reconnu ; et si la force physique, l'énergie indispensable font défaut au vétérinaire, il ne pourra terminer un accouchement qu'il saurait pourtant faire.

En publiant cette nouvelle édition, mon seul but est de traiter la question des accouchements en Médecine vétérinaire, du seul point de vue pratique. La théorie pure, mes jeunes confrères, auxquels je désire avant tout être utile, l'ont apprise à l'Ecole.

M'inspirant de l'appréciation aussi exacte que sage de M. le Professeur Moussu, sur le *Traité d'Obstétrique* du Professeur Bournay de Toulouse, savoir: « L'essentiel est que le livre soit utile ; il faut instruire et faire comprendre, tout en cherchant à diminuer le plus possible l'effort intellectuel de qui veut s'instruire ; le dessin doit parler aux yeux, la phrase à la pensée », j'ai joint au texte quelques photographies. Malheureusement, elles n'ont pu être aussi nombreuses que je l'aurais souhaité parce qu'il ne m'a pas été possible, ni d'avoir sous la main, au moment voulu, l'opérateur, ni, la nuit, de prendre des clichés.

Le sujet que je traite ne comporte pas de faits nouveaux ; le lecteur retrouvera donc, dans ces feuilles, le texte de la première édition. Je me suis efforcé, néanmoins, de rendre la seconde plus attrayante et instructive, en la faisant profiter de trente-six années de pratique dans un coin de Normandie où la production des animaux occupe une place importante. Certains chapitres ont reçu des développements à la fois clairs et concis. Ce travail est le fruit de nombreuses observations personnelles et le résumé de faits cliniques publiés dans nos périodiques, notamment dans le *Recueil de Médecine vétérinaire*.

Les documents puisés dans les ouvrages de Saint-Cyr et dans le Cours d'obstétrique de M. le Professeur Dr Moussu, tiennent également une honorable place. Nos confrères accoucheurs les plus réputés ont été mis aussi à contribution.

PREMIÈRE PARTIE

LES PRÉLIMINAIRES DE L'INTERVENTION

CHAPITRE PREMIER

CONSIDÉRATIONS GÉNÉRALES

Dans les pays où, comme dans la Manche, le paysan a, de plus en plus, délaissé la culture pour se livrer à la production et à l'élevage des animaux, l'approche de la parturition est devenue pour lui chose habituelle. Aussi, ne s'en préoccupe-t-il pas autrement, mais davantage des soins à donner à la mère et au nouveau-né. S'il veille à ce que les choses se passent au mieux, c'est qu'il s'agit d'un bénéfice à réaliser et d'une augmentation de son capital.

Autrefois, presque tous les vélages arrivaient à la même saison, de février à juin. A présent, il y en a en tout temps. Aussitôt qu'une vache a vêlé, le propriétaire la reconduit au taureau dès l'apparition des premières chaleurs.

Malheureusement, l'appât d'un bénéfice à réaliser plus tôt l'incite à faire féconder trop vite ses génisses. On voit encore, bien que plus rarement, de jeunes femelles donner leur premier veau dès l'âge de quatorze, quinze et seize mois.

BEDEL, vétérinaire à Dozulé (Calvados), rapporte qu'il a été appelé à débarrasser une vache âgée de quinze mois ; et, d'après une note de GALLIER, de Caen, qu'a publiée le même auteur, une génisse née fin avril 1902, saillie dès l'âge de trois mois, par un taureau de huit mois, vêla heureusement malgré le volume énorme d'un produit bien constitué. Au haras de Barbeville, chez M. le Comte FOY, le commandant CARÉ a observé un accouchement normal chez deux génisses de treize et quinze mois qu'un taureau « avait affrontées ». JANETEAU, de Bourg-Saint-

Maurice (Savoie), a relaté le cas d'une génisse tarentaise âgée de cinq mois et vingt jours, au moment de la saillie arrivée de façon imprévue le 11 juin 1908. On le sollicita d'interrompre la gestation. Une potion fut administrée à quatre reprises en fin août, et l'avortement se produisit, sans incident fâcheux, le 2 septembre 1908. J'ai été moi-même, au cours de ma longue pratique, maintes fois témoin de vêlages de génisses d'un âge aussi précoce. Je dois à la vérité d'ajouter que assez souvent aussi, malgré ces conditions très défavorables, le vêlage s'opérait normalement. Par contre, quand existaient des causes de dystocie, elles étaient invincibles, ou bien nécessitaient l'emploi des moyens chirurgicaux les plus redoutables.

Un usage plutôt fâcheux, qui aboutit à ces fécondations hâtives, consiste à laisser vivre en liberté dans les herbages les jeunes bovins mâles et femelles, jusqu'à un âge où on aurait dû les avoir séparés depuis longtemps ; ou bien encore quand, à l'insu du propriétaire, les femelles en liberté vont elles-mêmes trouver le mâle dans les herbages voisins. Ce n'est que plus tard qu'on s'aperçoit de l'état de gestation, quand le ventre a pris du développement et que la mise-bas est proche. Alors le propriétaire, que préoccupe la crainte des accidents funestes du vêlage, essaie le plus souvent de se débarrasser de son animal en le vendant, mais en se gardant bien de prévenir l'acheteur, si celui-ci n'y voit rien. Quand la vente est devenue impossible par suite de l'état de gestation très avancé, que le moindre averti reconnaîtrait de suite, force lui est de courir les risques, et ils sont graves, tant à cause du volume du produit que de l'étroitesse du bassin de la mère.

Les vaches prêtes à mettre bas restent généralement dehors tout le jour, en liberté dans les herbages où on leur apporte leur nourriture, même pendant l'hiver, quand la terre est couverte de neige. C'est du moins ce qui se passe dans la Manche et ce qui explique, en partie, la rusticité, la résistance considérable des bovins de cette région. Aussi, arrive-t-il quelquefois que le vêlage survient en l'absence du propriétaire, et que, s'il s'est effectué normalement, on trouve le produit tétant sa mère.

Souvent, dans ce cas-là, la délivrance a eu lieu aussitôt et la mère a dévoré les enveloppes fœtales, à la grande anxiété du propriétaire, mais sans qu'il en résulte, la plupart du temps, le moindre inconvénient.

Par contre, le vêlage survenu dans ces conditions a quelquefois été suivi d'un renversement de l'utérus que le vétérinaire, aussitôt appelé, a été obligé de réduire sur place.

D'une façon générale, le propriétaire qui entretient des vaches en vue d'une reproduction sélectionnée, pour obtenir des produits de grande valeur, ou maintenir leurs qualités laitières, les surveille plus attentivement. Il attend, pour les faire saillir, qu'elles aient dix-huit mois à deux ans, afin que le vêlage arrive à l'époque la plus favorable à ses intérêts. On comprend, dès lors, que les chances d'une meilleure gestation soient réunies et que les dystocies, les présentations et positions anormales soient plus faciles à rectifier.

Les choses se passent un peu différemment chez la jument. L'époque de la monte, des étalons de l'Etat, va de février à juillet. Pour leur être présentées, les juments doivent être âgées de trois ans. Le développement complet du bassin, au moment de la parturition, à quatre ans, fait que le vétérinaire est bien moins souvent appelé à intervenir.

Mais il y a l'étalonnage particulier qui, lui, accepte les juments dès l'âge de deux ans. Cet usage occasionne-t-il plus de poulinages dystociques que chez les juments saillies à trois ans ? Je ne le crois pas.

Pour des raisons d'ordre économique et à cause de la diminution de notre cheptel, j'ai réclamé et obtenu, pour nos éleveurs, la liberté et le droit pendant toute la durée de la guerre (1914-1918), de faire saillir leurs juments de deux ans par les étalons de l'Etat ; or, je n'ai pas observé qu'il en fût résulté plus d'accidents ou que la mortalité ait été plus élevée dans les poulinages de trois ans. Cependant cette mesure n'est pas à encourager ; et si je l'ai sollicitée à cette époque, c'était en spécifiant que seuls seraient admis à bénéficier de cette faveur, les propriétaires dont les pouliches accuseraient un grand développement ou une exagération de croissance qu'on espérait arrêter par ce moyen.

Contrairement à ce que j'ai dit pour la vache, ce n'est que très exceptionnellement qu'un poulinage arrive en l'absence du propriétaire ou de quelqu'un de son entourage.

Au terme de sa gestation, la jument est placée dans un box ou dans une stalle spacieuse de l'écurie, quelquefois même on lui affecte un local tout entier. On la surveille à chaque instant, pendant le jour ; et, pour la nuit, on installe tout près d'elle un lit de camp, afin de ne pas être surpris et de pouvoir intervenir s'il était nécessaire. Je dirai pourquoi cette précaution spéciale est justifiée.

Chez la brebis et chez la truie, les phénomènes précurseurs du part sont assez accentués pour qu'un propriétaire ayant l'habitude des animaux sache prévoir assez exactement le moment où il va se produire. Pendant quelques jours, la vulve se tuméfie, le colostrum prend la couleur du lait, les mamelles se gonflent. La brebis a presque constamment de la paille dans la bouche, comme si elle voulait préparer son lit ; et ce phénomène est encore plus accusé chez la truie qui amasse toute sa litière dans un coin de son étable. En général, et à moins de présentation vicieuse, le part, chez ces deux femelles, s'opère normalement. Mais, tandis que pour la brebis aucune surveillance n'est nécessaire au cours de cet acte, il est au contraire indispensable de veiller attentivement la truie. D'ordinaire, c'est à la femme chargée de lui donner des soins journaliers que revient ce rôle. En effet, la mise-bas s'opère souvent très lentement, dure parsois deux jours ; et il y aurait à craindre que la truie, en proie à des douleurs longues et violentes, n'écrase, en se couchant, les petits déjà empressés à téter.

Lorsque la femelle manifeste, par des symptômes non équivoques, qu'elle va accoucher, le propriétaire prépare les objets qui pourront lui être utiles. Il se munit de lacs pour les tractions ; il fait apporter beaucoup de paille ; elle atténuera la brutalité des chutes violentes de la parturiente, surtout de la jument. S'il craint des complications, il aura ou trouvera « la vêleuse », appareil que l'on possède maintenant dans la plupart des exploitations, et dont je montrerai l'utilité, l'application, les avantages et les inconvénients. Enfin la vigilance va jusqu'à prévenir les voisins de ne pas s'absenter, au cas où on aurait besoin d'eux.

Bientôt, sous l'influence des douleurs et des contractions utérines, on voit apparaître entre les lèvres de la vulve une boule volumineuse, la première poche des eaux, « la première bouteillée », c'est-à-dire le liquide allantoïdien ; il s'écoule dès que les parois, violemment comprimées, se déchirent. Peu de temps après, se forme la poche amniotique, « la seconde bouteillée », dit-on dans ma région. Chez la vache, cette poche se rompt d'assez bonne heure, tandis que chez la jument elle est souvent expulsée avec le produit, qu'elle tient encore enveloppé. Le travail marche plus vite chez cette dernière femelle et se traduit par des coliques extrêmement violentes. Aussi la voit-on se laisser tomber sur la paille brusquement, se relever et recommencer. La vache semble moins souffrir ; elle se couche avec précaution, reste parfois debout pendant la durée du travail, et ne se couche que si on l'y contraint par des tractions ou par un autre moyen.

Lorsque le part est normal, le sujet se présente par les membres antérieurs qui sortent bientôt de la vulve ; la tête reposant sur les avant-bras apparaît ensuite ; et sous la seule action des efforts de la mère et des contractions utérines, l'expulsion du fœtus s'effectue toute seule. Il en est encore ainsi en présentation postérieure ; mais, le plus souvent, l'expulsion est plus longue ; elle exige qu'on aide la mère.

La rupture naturelle du cordon ombilical a lieu au moment de la sortie du veau et n'est suivie d'aucune hémorragie ; au contraire, il est nécessaire de sectionner celui du poulain et de le ligaturer tout près de la paroi abdominale. Quand la jument est en liberté, elle se charge de cette office ; mais, si elle est attachée, c'est impossible ; si le propriétaire n'était pas là pour intervenir aussitôt, le produit succomberait presque fatalement, surtout quand il est encore enveloppé dans la poche amniotique. D'où l'obligation de veiller attentivement le moment de sa sortie.

La succession parfois très rapide des différents temps de l'accouchement normal a souvent pour conséquence une hâte inopportune du propriétaire. La crainte, la préoccupation et le désir de voir terminée heureusement une parturition qui va augmenter et enrichir son cheptel le décident à intervenir trop tôt. Il ne laisse pas à la nature le temps de dilater le col de la matrice, et, à tout le détroit d'être suffisamment lubrifié par les liquides allantoïdien et amniotique. Il risque même, sans s'en douter, de compromettre la vie du produit, de rendre le part plus pénible pour la mère ; de provoquer des déchirures du col et de la vulve, qui ne se produiraient pas s'il était plus prudent, plus patient.

C'est pourquoi je ne manque jamais, à l'occasion, de donner à mes clients ce conseil sage et pratique :

« Lorsque vous aurez constaté l'écoulement des eaux, ou bien quand, l'ayant attendu en vain, vous ne voyez apparaître aucune *bouteillée*, explorez doucement le vagin en introduisant votre bras bien enduit d'huile. Si vous trouvez le produit en présentation et position normales, laissez la mère pousser, et ne lui venez en aide que lorsque vous vous apercevrez que ses forces faiblissent, que le travail traine en longueur et n'avance pas. Si, au contraire, vous constatez une présentation vicieuse, ou bien si la marche de l'accouchement vous parait anormale, et sortir du domaine de vos connaissances, les renseignements que vous retirerez de cette exploration inoffensive vous dicteront votre conduite.

« Vour devrez y recourir plus vite encore, s'il s'agit de la jument, ou chez les petites femelles, brebis et truie, parce que chez celles-ci, une présentation ou une position défectueuse peut arrêter la marche d'une parturition qui avait bien commencé, mais qui ne peut être terminée sans l'intervention du vétérinaire. »

Il arrive, en effet, que le propriétaire instruit par l'expérience, sachant que la mère doit jeter « deux bouteillées », tombe dans l'excès contraire, et attend de les avoir vues avant d'intervenir. Cette temporisation, lors d'un part languissant, peut avoir de très graves inconvénients ; le produit, surtout quand il est en présentation postérieure, peut mourir, alors que si on avait aidé à sa sortie, on l'eût obtenu vivant. Ces deux modes de faire : intervention trop hâtive ou temporisation trop longue, sont donc blâmables, et je crois que le vétérinaire, sans nuire à ses intérêts, a le devoir, quand l'occasion lui est offerte, de prévenir ses clients des conséquences qui pourraient en résulter.

Avant d'appeler son vétérinaire, le propriétaire qui ne s'en rapporte pas à lui-même, réclame les bons offices d'un voisin plus compétent, — et il y en a toujours dans les villages, — ou bien il a recours à l'empirique en vogue. Mais tout cela demande du temps, quelquefois même un délai souvent fort long, pendant lequel la nature continue le travail commencé ; et cette attente est fréquemment la cause de complications qui n'auraient pas existé, parce que l'écoulement de la poche des eaux s'est fait depuis trop longtemps, qu'une congestion des organes génitaux et un dessèchement des différentes régions du détroit se sont produits ; ou bien encore, parce que le fœtus, dont la po-

sition vicieuse aurait dû et pu être rectifiée plus tôt, s'est avancé
dans le bassin à tel point qu'il n'est plus guère possible de le
ramener en position normale.

Cette entr'aide habituelle entre voisins, a bientôt amené à
l'étable tous les habitants du village. Chacun donne son avis ;
j'ai été moi-même maintes fois témoin de l'embarras du propriétaire ; il n'est plus maître d'agir comme il l'entend ou de
s'opposer à ce que tel et tel, réputés connaisseurs, exercent, à
tour de rôle, leur talent.

Malheureusement, c'est toujours à la force brutale qu'on a
recours pour corriger et rectifier les présentations vicieuses,
pour ramener en bonne position les parties fœtales qui en ont
dévié et se sont opposées à une parturition normale. Aucune
précaution n'est prise pour éviter les déchirures ou blessures des
organes génitaux de la mère. L'empirique, que ce soit seulement
un voisin ou bien un professionnel, s'efforce de faire étalage de sa
force musculaire, sa supériorité. Le résultat qui lui importe est,
avant tout, d'avoir le produit, vivant ou mort. Aussi, rien ne
l'arrête. J'en ai connu un qui, appelé alors que le col n'était pas
encore dilaté, — et il s'agissait d'un cas d'occlusion du col, —
trouvant les membres du veau au travers des parois utérines
qu'il prenait pour les enveloppes fœtales, déchira ces parois et
obtint le produit. Naturellement la mère succomba. Personne
n'eût connu la cause de la mort, si le propriétaire ne m'avait
fait appeler, et si, après m'être rendu compte des manœuvres,
je n'avais tenu à lui faire constater l'existence de la déchirure
faite par l'empirique pour parvenir à ses fins.

L'empirique tient donc à faire montre de son habileté ;
aucune considération ne l'arrête, pourvu qu'il arrive à effectuer
le part ; la survie de la mère est secondaire. Si l'emploi des crochets ne lui permet pas d'aller au but, il aura vite fait de recourir
à l'embryotomie, car c'est encore, pour lui, un nouveau moyen
de montrer son talent, de prouver ses capacités, que « de décou-
per un veau dans le corps de la mère ». Si les suites sont mau-
vaises, si la mère et le produit succombent, on ne lui en tiendra
pas rigueur. C'est, dira-t-on, qu'il était impossible de faire
autrement, car c'est un homme habile, il ne faut pas toucher
à sa réputation. Certes, les jeunes vétérinaires qui, dans leurs
débuts, doivent recourir à ces moyens extrêmes, peuvent être
assurés de ne pas trouver chez le plus grand nombre de leurs

clients la même interprétation des faits. S'ils réussissent, tout sera pour le mieux ; dans le cas contraire, ils risqueront de voir attribuer à leur inexpérience leurs insuccès, alors même qu'ils auront tout mis en œuvre pour essayer de sauver la mère et le produit.

On concluerait à tort, de ces longs détails, que tous les empiriques sont gens incapables et malhonnêtes. Non. Si le portrait que je viens d'esquisser est celui d'un grand nombre, il en est qui méritent la confiance qu'on leur accorde, au point de vue des vêlages, notamment. Leur longue expérience, leur jugement, leur honnêteté, une force physique considérable jointe à une grande habileté manuelle, les ont mis en mesure de mener à bien des accouchements très difficiles, de recourir à l'emploi des moyens chirurgicaux et même de faire l'embryotomie avec une dextérité et une aisance indiscutables. Mais ces hommes-là, très différents des premiers, loin de voir un ennemi dans le vétérinaire, réclament au contraire son intervention dès qu'ils se sentent embarrassés ou craignent des complications. Ils l'aident au besoin, dans les cas extrêmement pénibles où la force s'épuise à la longue.

Jouquan et Dauthuille ont relaté qu'en 1897, ayant été appelés dans un cas très grave, ils avaient constaté que l'empirique intervenu avant eux avait parfaitement reconnu la difficulté existante et n'avait pas osé entreprendre l'accouchement, mais qu'il leur fut d'un grand secours pendant l'opération qui dura trois heures.

Si je ne craignais de me voir taxé d'exagération, j'ajouterais que certains jeunes confrères n'ayant jamais fait d'embryotomie et obligés d'en venir là, ont été très heureux, sous prétexte d'épuisement, de laisser l'empirique opérer à leur place, et de bénéficier de cette leçon pratique. C'est pourquoi je répète ici, ce que je disais, il y a vingt ans : le vétérinaire aurait peut-être tort d'engager contre ceux-ci une lutte ouverte, même au point de vue de ses intérêts ; l'impossibilité de réformer totalement l'état de choses actuel et d'empêcher ces gens-là d'exercer, même si une loi le leur interdisait, dicte au praticien une conduite circonspecte ou tout au moins réservée. Je ne songe pas à être, un instant, leur défenseur, pas plus que je n'engage à entretenir avec eux des relations ; mais il peut être bon de ne pas se montrer leur ennemi déclaré. A chacun d'agir au mieux des exigences de sa situation, et selon les circonstances. Je ne conseille pas aux débutants d'afficher du mépris pour les empiriques, de les traiter avec dédain ; qu'ils aient, vis-à-vis d'eux, beaucoup de réserve, les obligent à conserver les distances ; mais qu'ils ne se les aliènent pas autrement, il y va de leur intérêt. Tant vaut l'homme, tant vaut la chose. Quand le propriétaire aura reconnu que son vétérinaire « sait mieux faire vêlage et poulinage » que l'empirique du quartier, c'est à lui qu'il recourra aussitôt. Mais il faut que le praticien ne recule devant aucune difficulté, qu'il soit toujours prêt à répondre à l'appel du client ; qu'il justifie en un mot, par son savoir-faire, la préférence qu'il réclame.

« La pratique des accouchements, disait il y a bien longtemps, VERNANT, exige de la part 'des vétérinaires, outre une force physique considérable, beaucoup de persévérance et d'adresse. »

DONNARIEIX exprimait à peu près la même chose : « Le vétérinaire doit réunir les trois qualités suivantes pour être bon accoucheur : activité, force et adresse. » Et il ajoutait : « Quel que soit le résultat, le vétérinaire ne doit jamais avoir de défaillance. »

Si un vétérinaire, même connaissant à fond son obstétrique pratique, se trouve en présence d'un cas tellement difficile que ses forces soient épuisées, et qu'il ne puisse exécuter les manœuvres indispensables de la fin, qu'il ne craigne pas de faire appeler, pour l'aider, tel empirique dont il a déjà eu l'occasion d'éprouver l'honnêteté. On appréciera fort, dans l'entourage, sa conduite et le propriétaire lui en saura gré. Je préfère de beaucoup, je l'avoue, ce procédé souple à la conduite d'un vétérinaire qui, rebuté par la fatigue et les difficultés, se retire, abandonne la partie et conseille l'abatage pour la boucherie ; à peine a-t-il tourné le dos, il laisse le champ libre à l'empirique qu'on s'empresse d'aller chercher, et qui, bénéficiant des tentatives déjà faites, achève heureusement un part déclaré impossible.

Je le répète en y insistant : si pénible, si répugnante que soit, presque toujours, la pratique des accouchements, surtout à la campagne, jamais le vétérinaire ne doit abandonner le travail commencé. Si les moyens auxquels il lui faut recourir doivent, presque fatalement, aboutir à la mort de la mère et du produit, le client se rendra compte des efforts énormes tentés pour réussir et la bonne renommée du praticien n'aura qu'à y gagner.

Evidemment, on rencontre des cas d'impossibilité absolue ;

mais ils sont, à présent, beaucoup plus rares. A l'encontre de ce qui se faisait, il y a vingt ans, les bouchers ne refusent plus de préparer la viande, en vue de diminuer la perte subie par le propriétaire. Ils ont du reste, intérêt à rendre ce service au client qui le leur demande : le propriétaire est souvent le premier à réclamer l'abatage, lorsque les risques sont trop graves et que le vétérinaire les lui a fait entrevoir.

Il appartient au praticien de réfléchir à ce qui convient le mieux. Il n'aura pas à hésiter, quand il s'agira d'une bête grasse, non fiévreuse, pour laquelle une saisie ne sera pas à craindre. Les bouchers, sauf exceptions, acceptent d'acheter ces animaux en courant les risques après l'abatage. Au contraire, une vache maigre ne donne qu'un rendement en viande trop faible pour couvrir les frais, et, s'il y a probabilité de saisie, le vétérinaire tentera tout pour essayer de la sauver. Il ne devra renoncer à l'emploi d'aucun moyen, d'autant que la résistance souvent extraordinaire de la mère lui donnera quelques succès inespérés qui seront un dédommagement de ses fatigues et la meilleure arme contre ses concurrents, les empiriques.

CONDUITE DU VÉTÉRINAIRE LORSQU'IL EST APPELÉ

A moins qu'il n'en soit véritablement empêché, le vétérinaire doit toujours être prêt à partir pour un vêlage ou un poulinage. Cette obligation est plus impérieuse encore au débutant. Il ferait, à mon avis, une grosse faute en remettant au lendemain, serait-on venu le chercher pendant la nuit, ou simplement en retardant sa visite. La nouvelle de ces refus serait vite colportée et exploitée ; elle porterait une grave atteinte à ses intérêts. Le propriétaire, justement inquiet d'un accouchement qui se présente mal et qu'il voudrait déjà terminé, se résoudrait difficilement à attendre aussi longtemps ; il ne s'expliquerait pas que son vétérinaire refusât de l'accompagner aussitôt, fût-ce la nuit. Il irait chercher, à sa place, l'empirique le plus proche.

Un pareil refus non motivé, amènerait presque sûrement la perte du client. A supposer une dystocie peu sérieuse, et que l'accouchement s'achève par les seules forces de la nature, immédiatement on accourra aviser le vétérinaire de ne pas se déranger, et il perdra ainsi, du même coup, sa visite et les avantages d'un succès facile ; si, au contraire, le cas est grave, son retard compromettra le résultat en diminuant considérablement les chances de réussite, surtout lors d'un poulinage.

C'est certainement pourquoi DONNARIEIX, en 1860, déjà convaincu de la nécessité, pour le vétérinaire, de ne pas se faire attendre, disait : « Quelle que soit l'heure de la nuit, quel que soit le temps, quelle que soit la distance, je suis toujours prêt à répondre à l'appel du client. » C'est là un très sage conseil, que les jeunes ne doivent pas oublier.

Il est possible que ces inconvénients ne soient pas aussi graves pour un vétérinaire installé depuis longtemps dans la contrée ; il a sur ses clients un tel ascendant, qu'il reste maître de juger de l'opportunité d'une intervention immédiate ; ou bien encore, quand on vient le demander dès l'apparition des premières douleurs, s'il n'a pas à craindre la concurrence de confrères ou d'empiriques. Mais encore, devra-t-il se souvenir que le travail de la parturition peut marcher très vite, notamment chez la jument, et qu'un retard, même léger, risque de lui faire perdre le bénéfice d'une intervention. Que le vétérinaire se montre donc toujours très empressé de donner satisfaction à ses clients, sans délai, et il ne pourra que s'en féliciter.

S'il a pu avoir, du client ou du commissionnaire, quelques détails, soit qu'il ait provoqué les réponses, soit que, spontanément, on se soit empressé de lui donner des renseignements, le vétérinaire agira sagement et prudemment en s'efforçant de les obtenir aussi complets que possible, en causant le long de la route. J'ai toujours procédé ainsi et je n'ai eu qu'à m'en louer. Encore maintenant, je multiplie mes questions : depuis combien de temps l'animal est-il malade ? A-t-on essayé de faire l'accouchement ? A quels moyens on a eu recours ? A quoi attribue-t-on l'impossibilité d'obtenir le produit ? etc., etc.

Les réponses ne seront pas toujours exactes ; mais, elles permettront au praticien de réfléchir, en chemin, à quels moyens il devra probablement recourir. Une fois renseigné, et avant de se mettre en route, il fera bien de consulter les auteurs, sur le cas probable qui va se présenter.

Cette manière de faire ne peut qu'être très utile au praticien, surtout lorsqu'il débute ; je m'en suis moi-même parfaitement trouvé. Un homme prévenu en vaut deux.

Le vétérinaire doit emporter sa trousse d'accoucheur, toujours prête et garnie des instruments obstétricaux les plus usuels. Quant aux cordages, aux lacs de toute sorte, il en trouvera partout.

CHAPITRE III

PRÉCAUTIONS QUE LE VÉTÉRINAIRE DOIT PRENDRE A SON ARRIVÉE. SA TOILETTE D'OPÉRATEUR. SON ATTITUDE VIS-A-VIS DES PERSONNES PRÉSENTES.

A son arrivée dans l'étable ou à l'écurie de la parturiente, ou bien encore dans le champ où elle se trouve, et d'où il a été impossible de la ramener à cause de l'éloignement des bâtiments d'exploitation, le vétérinaire devra prendre certaines précautions que la plus élémentaire prudence lui commande, pour sa sécurité personnelle d'abord, surtout quand il doit opérer en plein air, et ensuite pour se rendre compte.

Certes, il ne manquera pas de gens empressés à le renseigner ; mais il peut être certain qu'on ne lui dira pas toujours la vérité ; on s'ingéniera même à la lui cacher, si, avant sa venue, des imprudences ou des manœuvres maladroites ont été commises ; à lui de s'en apercevoir. Aussi, je lui conseille d'écouter plutôt et seulement le propriétaire qui, plus intéressé à avouer les faits, lorsqu'on le pressera de questions, finira par tout dévoiler. Un coup d'œil méfiant du praticien, sur tout ce qui l'entoure, lui permettra, peut-être, de découvrir les lacs et cordes de toutes sortes, dont on s'est déjà inutilement servi et qu'on aura eu soin de dérober à son regard. L'examen de l'état général de la mère lui fera connaître son degré d'épuisement plus ou moins considérable ; la tuméfaction des organes génitaux externes indiquera des tentatives réitérées et infructueuses ; on aura tiré sur le produit et peut-être même déchiré certaines parties. Après ces constatations plus ou moins alarmantes, le vétérinaire devra faire part au propriétaire de ses craintes ; mais, il aurait grandement tort de s'emporter, de se mettre en colère, et, au risque de mécontenter tel ou tel, qui s'est efforcé d'obtenir le produit, de blâmer tout ce qui a été fait. L'essentiel, l'indispensable même est qu'il fasse constater, séance tenante, la situation à son arrivée, afin qu'on ne puisse jamais lui attribuer les fautes commises avant son intervention. Les difficultés peuvent, d'ailleurs, être telles qu'il soit incapable lui-même d'en triompher autrement que par les moyens extrêmes auxquels ne pouvaient recourir les voisins qui ont tout essayé ; et, on ne manquerait pas. en présence de son attitude, de faire cette remarque désobligeante que j'ai entendue à l'adresse d'empiriques qui avaient abandonné la partie : « Il n'avait pas besoin de faire tant le malin, puisqu'il n'a pas été plus habile que nous. »

Qu'au contraire le praticien, après avoir fait paisiblement ses constatations et ses observations, se mette en devoir de commencer le part, et procède aussitôt à la toilette qui convient pour ce genre de travail ; qu'il se montre plutôt affable, calme, souriant même ; il gagnera l'estime et la confiance des aides qui sont là, et dont le secours pourra lui être si utile.

Si le part a lieu dans un local, le praticien veillera à ce qu'il n'y ait pas de courant d'air, dans la crainte des conséquences graves qui pourraient en résulter pour lui. Si c'est dans un champ, ses précautions devront être plus grandes encore ; mais, dans l'un et l'autre cas, il se vêtira de façon à conserver la liberté complète des mouvements de ses bras, et à se protéger, le mieux possible, contre les souillures de toutes sortes, et notamment contre les eaux que rejette toujours, en grande quantité, la parturiente, pendant les efforts auxquels elle se livre. Quelque soin qu'il prenne de se prémunir, fatalement ses vêtements seront salis, mouillés ; et, après le part, devra-t-il se livrer à un nettoyage complet de la partie supérieure du corps notamment.

Dans son « Obstétrique pratique », FORT, vétérinaire à Tostes (Seine-Inférieure) (*R. M. V.*, 30 juin 1912) (1), conseille comme vêtement d'opérateur, une chemise sans manches et un pantalon. J'avais l'habitude, autrefois, de m'entourer la poitrine, par dessus une flanelle sans manches, d'une nappe faisant écharpe ; puis, j'ai utilisé, ainsi que je l'ai indiqué dans la première édition, un gilet de caoutchouc croisant très largement, boutonnant dans

____

(1) L'abréviation *R. M. V.* que le lecteur rencontrera au cours de cet ouvrage indique le *Recueil de Médecine Vétérinaire.*

le dos, descendant jusqu'au tiers supérieur de la jambe, et garni d'un col assez haut pour préserver la gorge. La souplesse de ce gilet, sa facilité de lavage et son imperméabilité en faisaient un vêtement présentant de très grands avantages puisque, en même temps, il préservait le buste des refroidissements. Malgré cela, il était encore insuffisant à empêcher les eaux s'écoulant par la vulve de pénétrer sous les bras pendant leur introduction dans les voies génitales. Cependant, j'en conseille encore l'usage, faute de mieux.

Pendant que l'opérateur s'habille, il fait apporter de la paille en quantité suffisante, des lacs et des cordes, de l'eau froide, de l'eau chaude et des serviettes qu'il fera tenir à sa disposition par l'une des femmes présentes. En négligeant cette précaution, il risquerait fort, surtout si l'écurie ou l'étable étaient loin de la maison d'habitation, de rester en sueur dans cette toilette primitive, une fois le part terminé, pendant qu'on s'occuperait de la mère et du produit ; il n'aurait qu'à s'en prendre à lui de cette omission.

Avant d'introduire le bras et pour se prémunir contre tout danger d'infection, l'opérateur doit le frictionner légèrement avec un désinfectant quelconque, ou simplement, comme je le fais moi-même, avec du vinaigre, et l'enduire ensuite d'huile ou de savon, pour rendre plus facile son intromission dans le canal pelvien, très souvent sec.

Pendant toute la durée de l'accouchement, le vétérinaire donne ses ordres aux aides. Mais il doit le faire avec un calme et une modération qui n'excluent pas la fermeté. C'est, en effet, à lui de tout diriger et, par conséquent, de se faire obéir ; mais, il ne doit pas oublier que les aides sont généralement des voisins prêtant bénévolement leur concours ; toute parole brutale ou malveillante risquerait fort de les éloigner. Il y a là une question de tact que dictent les circonstances et l'entourage.

Pour explorer le bassin et juger de la présentation et de la position du produit, le vétérinaire fera lever la mère si elle est couchée, à moins que son état d'affaiblissement ou son épuisement ne l'en empêchent. Un aide tient la tête, un autre saisit la queue et la tire de côté. Lorsqu'il s'agit de la vache, il est inutile de l'entraver ; ce n'est que très exceptionnellement que cette femelle cherche à se défendre ; il n'y a guère que les primipares qui essaient de se soustraire à l'introduction du bras dans le vagin, en se déplaçant très brusquement à droite et à gauche, et quelquefois, en lançant des coups de pied. La jument, au contraire, doit toujours être mise dans l'impossibilité de blesser le vétérinaire ou ses aides. Il faut l'entraver très solidement, et le praticien agira sagement en se rendant compte lui-même de la qualité des entraves. La taille élevée de cette femelle ou l'inégalité du sol de l'écurie peuvent avoir pour résultat de mettre l'opérateur en contre-bas et de rendre l'exploration du vagin sinon impossible, du moins très pénible pour être bien complète. On remédie à cet inconvénient en faisant surélever l'avant-main de la mère, soit en creusant le sol, pour y placer ses membres postérieurs, soit encore en utilisant des fagots ou des gerbes de paille sur lesquels monte le praticien, ou bien enfin, en faisant amener la mère tout près du seuil de l'écurie. Il faut savoir utiliser tous les moyens qu'on a à sa disposition, en accordant la préférence aux plus simples.

Le bras introduit graduellement et avec douceur, on explore successivement les différents points qu'on peut atteindre, en allant aussi avant que possible, pour bien reconnaître les parties du produit qui se présentent à la main. Cette exploration méthodique, complète et attentive, a une très grande importance. Le vétérinaire a toujours le droit de supposer qu'on a fait des tentatives avant de l'appeler ; et, par conséquent, il a le devoir de se renseigner sur les conséquences des manœuvres opérées. Si des tractions trop violentes sur le produit en mauvaise position ont été essayées et ont occasionné des déchirures du vagin ou des organes maternels situés plus profondément, il est nécessaire que le praticien en reconnaisse l'existence pour les faire constater au besoin par le propriétaire lui-même, afin qu'on ne puisse mettre à son compte la mort de la mère et du produit, si elles en étaient la conséquence, même après une parturition relativement facile.

Quand le praticien aura exploré toutes les parties accessibles de la matrice, il retirera son bras complètement, alors même qu'il n'aurait rien constaté d'anormal. Si ce bras est recouvert de sang, comme cela m'est arrivé souvent, le vétérinaire doit se tenir sur ses gardes, et faire part au propriétaire de ses craintes : une hémorragie, un organe déchiré ; une nouvelle exploration plus minutieuse lui en fera presque toujours découvrir le siège. Je ne manque jamais, en pareil cas, d'inviter le propriétaire à se rendre compte de l'accident. C'est ainsi qu'ayant, un jour, constaté une déchirure de la matrice suffisant à laisser passer la tête du produit, et consécutive aux manœuvres faites par un voisin pour redresser les membres postérieurs repliés sous le corps, j'avertis aussitôt mon client que la vache était perdue. Elle succomba le lendemain, après un vêlage terminé rapidement et aisément. Sans aucun doute, on m'eût accusé de l'avoir fait périr, si je n'avais pris mes précautions.

Il est d'ailleurs une autre raison, bien que d'un ordre différent, pour agir de la sorte. C'est qu'en pareil cas, le propriétaire une fois prévenu de l'issue fatale n'hésite pas à faire sacrifier la mère par le boucher aussitôt après un vêlage que l'on doit toujours achever pour obtenir si possible le produit vivant.

Mais, que le vétérinaire ne voie pas là une occasion de blâmer, devant les aides présents, l'auteur involontaire de l'accident, de critiquer son intervention ; il perdrait son temps et ne réussirait que rarement à convaincre l'entourage — le voisin ou l'empirique aura fait tout ce qu'il a pu ; ce n'est pas sa faute, et il n'y avait pas moyen de faire autrement. — Soyez assurés, par contre, en ce qui vous concerne, de ne pas rencontrer la même indulgence. Le praticien qui exerce depuis déjà quelque temps connaît les personnes présentes et n'est pas embarrassé pour choisir les plus intelligentes, capables de lui être utiles. Moins bien renseigné, un jeune vétérinaire se montrera circonspect et tiendra compte des indications que le propriétaire lui donnera.

Je n'ai pas cru devoir m'occuper de l'accouchement normal. Outre que le vétérinaire n'est jamais appelé, sauf dans les villes ou par des propriétaires trop craintifs — ils sont malheureusement trop rares, — les cours d'obstétrique l'ont suffisamment instruit des phases de cet acte naturel ; je n'ai pas besoin de l'en entretenir davantage.

Voici le moment où va commencer vraiment le rôle du vétérinaire. Il a exploré le canal pelvien, reconnu la nature de la dystocie, réfléchi aux moyens à employer, soit que les obstacles proviennent de la mère ou du fœtus ou des deux à la fois. Certains instruments vont être nécessaires. Nous allons en dire un mot avant d'aborder l'étude des différents cas dystociques.

CHAPITRE IV

LES INSTRUMENTS OBSTÉTRICAUX

« Dans certaines dystocies, dit CAGNY, le vétérinaire accoucheur, fût-il grand et vigoureux, ne peut pas toujours surmonter les obstacles qu'il rencontre dans le labyrinthe uréthro-vaginal des grandes femelles, s'il n'emploie des instruments commodes et puissants. »

Il est obligé très fréquemment, dans les cas de parturitions laborieuses, d'user d'artifices, d'employer des instruments spéciaux dont la pratique a inspiré la confection et que l'expérience a perfectionnés.

Les plus usuels sont :

Les lacs et les porte-lacs ;

Les crochets ;

Les bistouris et embryotomes ;

Les forceps et les machines obstétricales.

1º Lacs et porte-lacs.

Le lacs est celui que le vétérinaire accoucheur utilise le plus. Il a toutes mes préférences, pour différentes raisons qui apparaîtront au cours de cet exposé, et qui réunissent les suffrages unanimes des praticiens.

SAINT-CYR (*Traité d'obstétrique*) dit, en parlant des crochets : « A la vérité, on doit leur préférer les lacs, toutes les fois qu'il y a possibilité de les placer. »

RAYNAL, dès 1849, rapportant un travail de SCHAACK, écrit

à ce même propos : « On emploie des crochets qui ne remplissent pas toujours le résultat qu'on en attend, et qui, dans certaines circonstances, produisent des dilacérations mortelles pour la mère et son produit. » Et plus loin : « Tous les vétérinaires sont bien d'accord aujourd'hui, pour accorder aux procédés d'extraction par les cordages la supériorité sur le procédé d'extraction à l'aide des crochets qu'on implante dans les orbites. »

Et CAGNY, en 1892 : « Il ne faut jamais se presser d'augmenter le nombre des instruments vétérinaires, en obstétrique principalement ; il faut chercher à utiliser ce qu'on trouve partout. »

C'est aux lacs qu'a d'abord recours, en 1897, ÉLOIRE, dans plusieurs cas dystociques ; de même JOUQUAN et DAUTHUILLE, DESMAREY, VAN DEN HECKART, BEDEL, CHARBONNEL, FORT, FAFIN, PFLANZ, en reconnaissent la supériorité (*Recueil de Médecine vétérinaire*). TAPKEN, de Varel, lui non plus, n'est pas partisan des forceps spécialement fabriqués pour la chèvre et la brebis ; il leur préfère les lacs et les crochets (*R. M. V.*, 15 juin 1903).

L'application des lacs ne présente aucun danger. Il n'est pas nécessaire que le vétérinaire ait les siens propres, bien que certains préfèrent utiliser ceux qui leur sont familiers. Le grand point est de veiller à leur qualité et à leur solidité. Avec des lacs usés ou trop faibles, on s'exposerait, s'ils venaient à se briser, à ne plus pouvoir en placer d'autres aux points où on les avait fixés, fût-ce au prix des plus grands efforts ; c'est ce qui arriverait quand la masse fœtale, complètement engagée dans le canal pelvien, ne permettrait plus l'introduction de la main.

On plonge les lacs dans de l'eau chaude pour les assouplir ; il est même bon, parfois, de les enduire d'huile. Leur introduction est facilitée par les porte-lacs droits ou courbes imaginés par DARREAU.

Ces instruments, dont on apprend à se passer, rendent dans certains cas, de très grands services, en évitant à l'opérateur la fatigue inutile qu'occasionne la mise en place des lacs. Non seulement ils font pénétrer le lacs plus facilement dans les régions profondes du col utérin, mais encore ils aident à les y maintenir pendant les efforts expulsifs violents de la parturiente ; enfin, ils laissent à la main la liberté d'effectuer d'autres manœuvres. Le lien introduit sans porte-lacs risquerait d'être repoussé.

Le porte-lacs est indispensable chez la jument, à cause de la puissance des efforts expulsifs ; il évite au praticien la peine de recommencer des tentatives fatigantes et infructueuses qui ne font qu'augmenter la durée des parturitions laborieuses et compromettre la vie du produit.

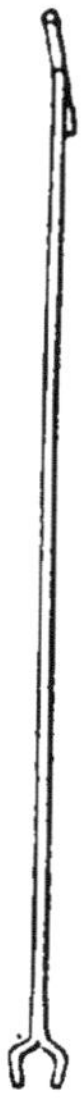

A défaut du porte-lacs de DARREAU, on peut en improviser. Celui que j'emploie (fig. 1) consiste en une simple tige de fer suffisamment rigide, brièvement fourchue à une extrémité, afin que le lacs occupe en entier l'intervalle des deux courtes dents de cette fourche. J'accorde la préférence à ce porte-lacs primitif avec lequel je peux, s'il est besoin, déplacer le lacs, le porter sur un autre point, ce qui ne serait plus possible si le lacs était fixé à l'instrument.

Les membres du produit ne sont pas, en effet, les seules parties qu'on ait besoin de saisir ; il peut être nécessaire d'appliquer les lacs autour du corps, autour de l'encolure, sur toute autre région du tronc, comme on le verra à propos des différents cas de dystocie.

SAINT-CYR conseille de placer les lacs autour du paturon « dont la forme offre une prise très solide ». Je ne partage pas entièrement cette opinion. La pratique m'a démontré, en effet, que souvent des tractions, même peu soutenues, luxaient les articulations phalangiennes. C'est pourquoi la partie inférieure du canon, qui, tout en donnant autant de fixité, n'expose pas au danger de luxation, a ma préférence.

Fig. 1.
Porte-lacs

En certaines régions de la Normandie, on utilise un lacs particulier qu'on appelle « pièce de fil » (fig. 2). C'est un écheveau de fil dont la circonférence mesure environ 80 centimètres de diamètre ; fixé par une anse autour du canon, ainsi qu'il est figuré ci-contre, il constitue un moyen de traction solide, beaucoup plus doux que la corde.

Le licol de SCHAACK (1848) est une des plus heureuses application du lacs, en obstétrique ; c'est tout simplement une bonne corde ; elle permet d'exercer sur la tête du fœtus une action énergique et de rectifier ses défectuosités de position. L'inventeur avait adapté à ce licol une muserolle ; elle m'a paru inutile,

même gênante ; son application est trop longue, souvent difficile ; la main y supplée mieux. De même un nœud double fait
l'office du coulant d'étain qui, dans le licol de SCHAACK, réunit
les deux chefs de la corde. Ainsi simplifié, cet appareil est devenu
une vulgaire anse de corde ; elle peut être portée, soit avec la
main, soit en s'aidant du porte-lacs de DARREAU ou de la

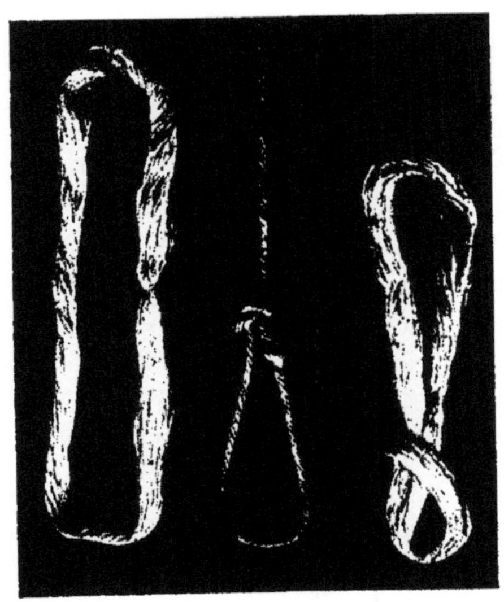

Fig. 2. — Echeveau de fil utilisé au lieu des lacs pour tirer sur les
membres.
Au milieu, simple corde que l'on peut substituer au licol de Schaack pour
appréhender la tête du fœtus et exercer dessus de fortes tractions.

fourche de bois, jusqu'en arrière des oreilles du produit. La
corde serait elle-même avantageusement remplacée par un
« licol de foire ».

2º Crochets.

Il est inutile de décrire par le menu ces instruments simples
que les vétérinaires utilisent si fréquemment dans les accouchements dystociques : les uns sont très longs de tige, d'autres
très courts ; la branche recourbée est tantôt pointue, tantôt
mousse ; et l'anse qu'elle fait avec la partie droite est très large
ou très étroite.

Auxquels doit-on donner la préférence ?

Tous, à mon avis, sont utiles, nécessaires même ; les circonstances indiquent ceux auxquels il faut recourir. Mais, je le répète, et j'insiste beaucoup sur ce point, il ne faut en user que dans les seuls cas où il n'y a pas moyen de se servir des lacs.

S'agit-il de prendre un point d'appui sur la tête ? c'est aux petits crochets que je m'adresse, soit pour la maintenir en bonne

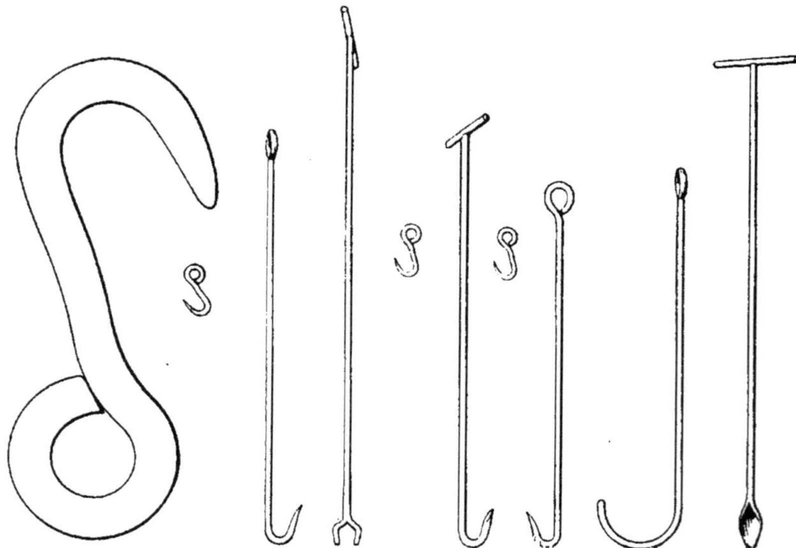

Fig. 3. Petit crochet mousse que l'on peut implanter dans les orbites.

Fig. 4. — Série de crochets employés dans les accouchements dystociques.

position, soit pour la redresser ou exercer sur elle des tractions énergiques, même si le produit est vivant (fig. 3). Ceux que j'emploie, depuis trente-six ans, ont 7 centimètres de long ; la branche recourbée et à pointe mousse mesure 3 centimètres et forme avec l'autre branche une ouverture de 2 centimètres. A son extrémité, la grande branche est terminée par un anneau de 1 centimètre et demi de diamètre, permettant d'y fixer un lien (fig. 4).

J'implante les crochets dans l'orbite sans jamais avoir constaté la moindre lésion. Le premier avantage d'un petit crochet

mousse, c'est son introduction facile, sans danger pour la mère ;
on le tient tout entier dans la main qui le porte jusqu'à l'œil.
Mais, il en a un second : le vétérinaire ne doit pas oublier qu'on
surveille ses modes d'intervention pour en tirer bénéfice ; il y a
toujours, dans son entourage, quelqu'un dont la préoccupation
est de s'instruire pour faire un accouchement sans l'intervention

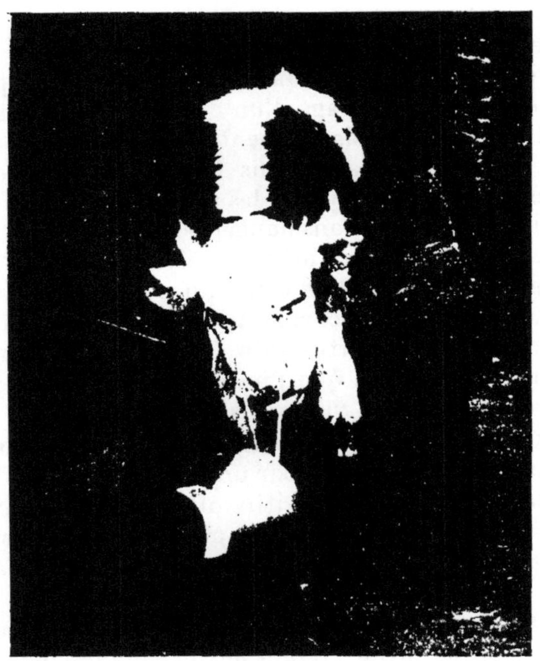

Fig. 5. — Petits crochets mousses implantés dans l'orbite d'un veau.

du praticien. Or, le vétérinaire n'a pas mission de montrer où et
comment il fixe ses crochets, ni d'apprendre son métier aux
assistants parmi lesquels peut se trouver un empirique « en
herbe ». Or, avec des crochets de cette dimension, il lui est très
aisé de les cacher avec la main, et de les enlever avant qu'on ait
pu les voir, au moment où la tête apparaît et où les tractions sur
elles sont devenues inutiles.

L'orbite offre un point d'implantation beaucoup plus solide
qu'on ne serait tenté de le croire, notamment chez le veau ; la

prise est beaucoup plus solide que chez le poulain (fig. 5).

Si l'opérateur doit aller saisir certaines parties du tronc, les maintenir en place pour arriver à en atteindre d'autres trop éloignées de sa main, c'est aux crochets à longue tige qu'il doit recourir ; dans certains cas, il se servira de ceux à pointe mousse ; dans d'autres, il utilisera ceux à pointe vive pour les faire pénétrer dans les tissus.

Certaines parties sont recourbées sur elles-mêmes, telles que le jarret, le genou, l'encolure, et placées en mauvaise position, partant, très malaisées à rectifier ; la difficulté d'y passer un lacs m'a conduit à faire usage d'un crochet à longue tige, mais dont la petite branche, relativement longue et très mousse, est distante de la grande d'au moins 10 centimètres. Je préfère, dans ces cas-là, ce crochet à tous les autres parce qu'il ne blesse pas le produit, et qu'il est sans danger pour la mère.

Le fœtus est-il mort, les mêmes précautions ne s'imposent plus : le meilleur procédé sera celui qui permettra de terminer, le plus rapidement, l'accouchement, à condition de ne pas augmenter les risques de la parturiente. En pareil cas, je me sers de crochets longs et pointus, que j'implante partout où je trouve une prise solide pour de vigoureuses tractions.

Aux crochets à manche ou à poignée, je préfère de beaucoup, ceux terminés par une anse ou par un T, à la façon des vulgaires tire-bouchons ; ces deux dispositifs offrent l'avantage de bien fixer un lacs ; la dernière permet de plus, à la main restée libre, d'agir avec plus de force, pour introduire l'instrument et le mettre en place.

Une recommandation extrêmement importante pour ne pas blesser la mère ni soi-même : il faut laisser toujours la main adhérer à la partie où le crochet est implanté, afin de surveiller le degré de résistance opposé aux tractions des aides, par la prise dans les tissus du fœtus, et de faire cesser immédiatement ces tractions si le crochet, en cédant, menaçait de saillir hors de son point de fixation.

Les régions sur lesquelles les crochets peuvent être implantés sont nombreuses ; mais toutes n'ont pas, tant s'en faut, la même solidité. La symphyse maxillaire, à laquelle de nombreux auteurs accordent la priorité, peut-être parce qu'elle est, d'ordinaire, facile à saisir, me paraît être, au contraire, une des moins solides. Je m'explique très bien que certains praticiens recom-

mandent cette région qui offre une grande facilité d'implantation, aussi bien pour les crochets que pour les lacs ; mais, lorsqu'il s'agit d'un produit vivant, je ne conseille guère de recourir
à ce moyen ; on risque trop, en effet, en cas de tractions considérables, de fracturer cette symphyse avec le crochet, ou même
d'arracher l'extrémité de la mâchoire inférieure avec les lacs. Le
même inconvénient n'existe plus quand le sujet est mort.

3° **Bistouris.**

L'usage du bistouri n'est indiqué que dans les cas où les lacs
et crochets ne permettent pas d'obtenir le produit vivant ou
entier. Leur emploi comporte le recours à divers procédés chirurgicaux qui trouveront place plus loin : avulsion des membres,
embryotomie, détroncation, etc.

Instruments divers. — Les instruments susceptibles d'augmenter, en la multipliant, la force de l'opérateur et celle des
aides, sont nombreux et variés. Les inventeurs, qui ont fait
preuve d'une grande ingéniosité, relatent les circonstances dans
lesquelles ils les ont employés avec succès. Mais, les dimensions
de la plupart de ces appareils s'opposent à ce qu'ils figurent
dans le bagage obstétrical du vétérinaire accoucheur.

4° **Vêleuse.**

Il en est cependant, dont l'usage s'est vulgarisé, alors qu'autrefois, ils auraient fait le plus mauvais effet et nui à la réputation
du praticien. On trouve « la vêleuse » dans les fermes ; c'est une
modification de la machine obstétricale de BARON ; quelques
cnfrè res — BEDEL, de Dozulé, notamment,— l'ont perfectionnée
d'assez heureuse façon, pour obtenir le maximum de force.

Voici la description par l'inventeur de la « nouvelle vêleuse
pratique », système BEDEL-BOUCHARD :

« La machine de BARON, ainsi que la plupart des vêleuses qui
ont été construites depuis (fig. 6), y compris celle à palan, ont
l'inconvénient de ne pas pouvoir se prêter au changement de
direction des tractions.

« C'est pour remédier à cet inconvénient que M. BOUCHARD,
mécanicien à Dozulé, a, sur mes indications, construit une nou-

velle vêleuse que nous avons dénommée « La Pratique » (fig. 7).

« Cette machine se compose :

« 1° D'une pièce de bois rectangulaire R présentant dans son centre une ouverture ovalaire O pouvant s'emboîter sur le bassin de la parturiente ;

« 2° De deux montants principaux MM, en fer, fixés d'une part en équerre sur la pièce R, et, d'autre part, à une pièce de fer transversale T. Celle-ci est supportée par deux pieds P et percée de cinq trous A, A', B, C, C' qui servent de points de tirage et

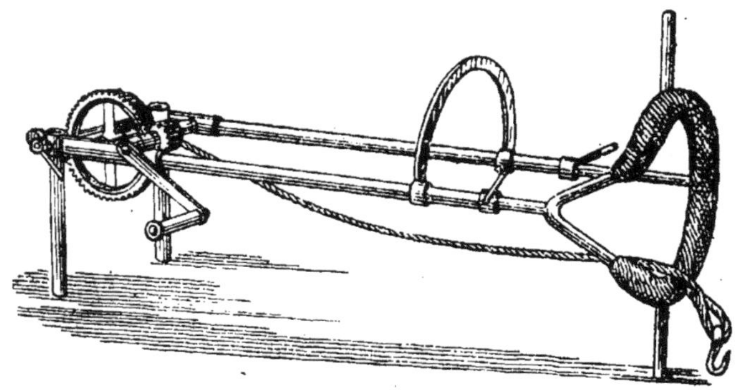

Fig. 7. — Vêleuse Plachez.

permettent d'accrocher une des poulies S, d'un palan, et de diriger les tractions dans le sens utile. Une entretoise E avec pieds PP', placée au milieu de l'appareil, empêche les montants principaux de se ployer. Deux arc-boutants DD, consolident l'appareil.

« Pour se servir de cette machine, on fait placer la parturiente en décubitus costal.

« Les pieds du fœtus sont étreints chacun par une anse de coton portant un anneau à son extrémité.

« La vêleuse est ensuite disposée de façon qu'elle repose sur ses pieds et que la pièce de bois R s'applique contre la croupe de la mère. Puis, on introduit la queue dans l'ouverture ovalaire D, pendant qu'un aide pousse un peu obliquement l'appareil, des fesses vers la base de la queue, de façon à engager les ischions dans cette ouverture ; une des poulies V est accrochée aux anneaux des anses de coton, et l'autre est fixée en AA'BCC', suivant la direction que l'on veut donner aux tractions. Celles-ci sont exercées par un aide, au moyen de la corde R' du palan.

« Lorsque le fœtus est engagé normalement dans le bassin, les tractions doivent se faire dans la direction de l'axe de celui-ci. Cette direction étant à peu près rectiligne, chez nos grandes femelles domestiques, la poulie sera fixée au point B.

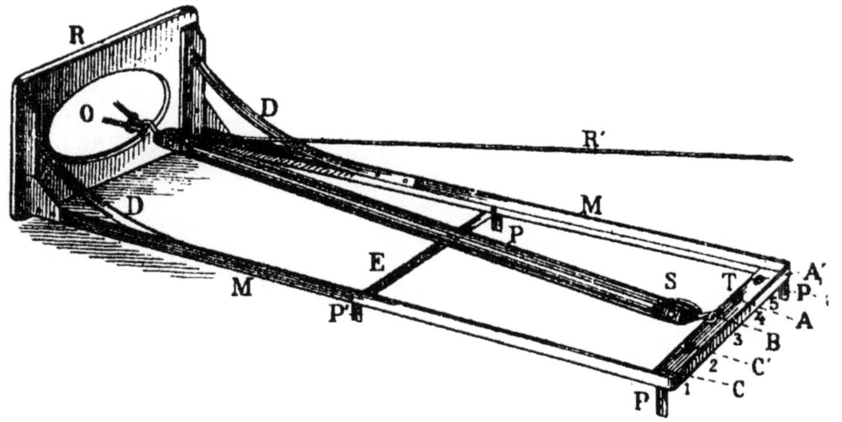

Fig. 6. — Nouvelle vêleuse « La Pratique », modèle Bedel-Bouchard.

R, pièce de bois rectangulaire ; O, ouverture ovalaire s'emboîtant sur le bassin ; MM, montants principaux fixés sur R et T ; T, pièce transversale reliant MM et R ; P, pieds de support de R ; AA'BCB', trous servant de points de tirage et d'accrochement de la poulie S ; S, poulie E, entretoise renforçant les montants MM ; PP, pieds de l'entretoise ; DD, arc-boutants de consolidation de l'appareil ; V, poulie.

« Dans quelques cas où la tête, volumineuse, menace de déchirer le périnée, il est bon de modifier la direction de la traction et de l'exercer vers la mamelle de la mère. On pourra alors fixer la poulie en A ou A' ou en CC' suivant l'inclinaison plus ou moins grande qu'il y aura lieu de donner à la direction de la traction et suivant le côté sur lequel la vache sera couchée.

« Dans le cas de position lombo-pubienne, et pour engager la croupe dans le bassin, il est nécessaire d'exercer des tractions vers la queue de la mère. Si celle-ci est couchée sur le côté gauche la poulie pourra être fixée en C. Si, au contraire, la parturiente repose sur le côté droit, la poulie sera accrochée au point A.

« Les avantages de cet instrument sont les suivants :

« 1º Longueur suffisante pour pouvoir dégager facilement le veau lors de l'arrivée aux hanches ;

« 2º Cinq points de tirage permettant d'accrocher le palan à droite ou à gauche, suivant la position dans laquelle la vache se trouve couchée, et de diriger la traction dans le sens utile ;

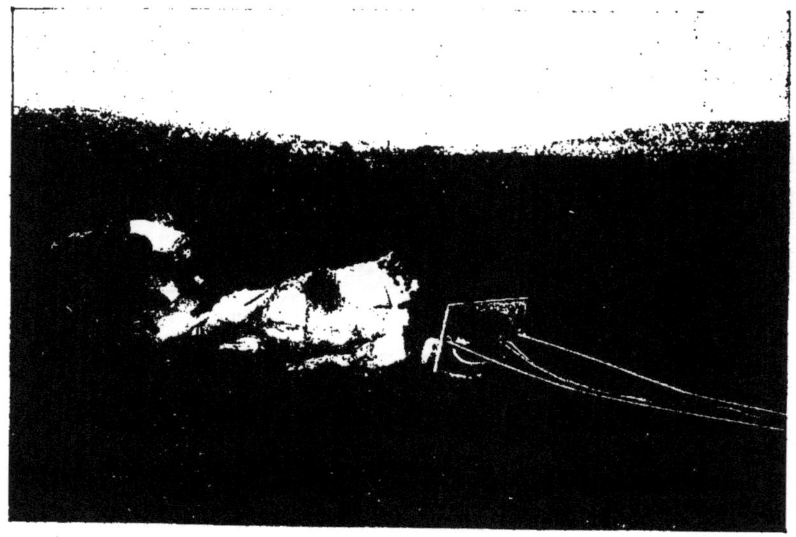

Fig. 8. — Modèle de vêleuse à monture métallique.

« 3º Une entretoise aux pieds, placée au milieu de l'appareil, empêche les montants de se ployer, même si trois personnes tirent au palan ;

« 4º Cette vêleuse opère d'elle-même la contre-extension et dispense de tous les autres moyens usités à cet effet ;

« 5º Son palan permet d'exercer une force de traction moins brutale que celle produite par les vêleuses à moulinet. »

Certains vétérinaires ont recours au simple palan placé en travers de la porte et sur lequel s'enroulent les lacs.

5º Tracteur obstétrical de Sarrazin.

Le tracteur obstétrical de SARRAZIN a l'avantage, idt M. MOUSSU : « d'être muni d'un contre-tracteur pour empêcher la parturiente d'être entraînée par la puissance de la traction ; tout mouvement de recul devient impossible. La facilité de

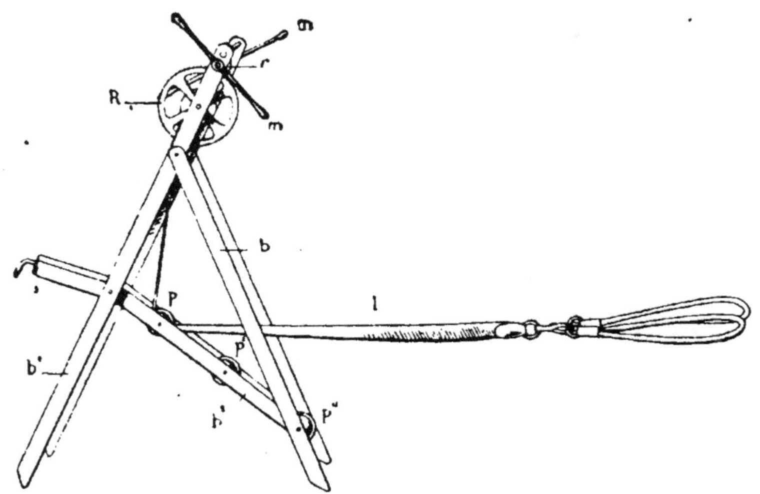

Fig. 9. — Tracteur obstétrical de Sarrazin.

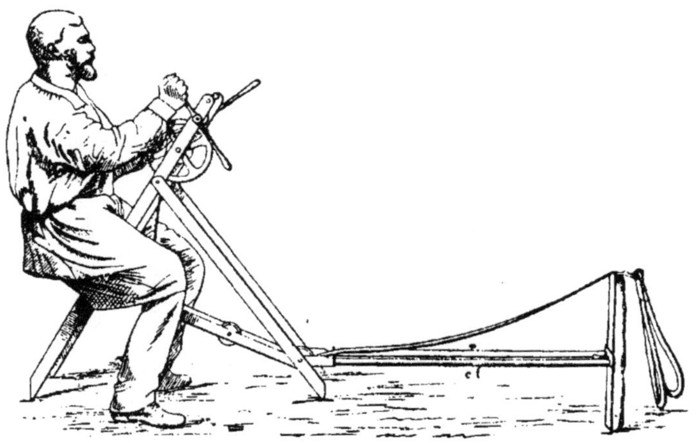

Fig. 10. — Tracteur obstétrical de Sarrazin, muni de de son contre-tracteur.

replier les différentes parties de l'appareil les unes sur les autres le rend portatif, c'est un bon appareil. » (Fig. 9 et 10).

6° **Levier obstétrical de Dumand.**

Le levier obstétrical de Dumand « est un appareil de trousse, puissant, peu coûteux et peu encombrant » (Moussu) (fig. 11). Le levier obstétrical à double effet alternatif de Paruit, vétérinaire à Charleville, « simple, peu volumineux, facile à appliquer et à manœuvrer, très recommandable et destiné à rendre de réels services, lorsqu'on a à effectuer d'énergiques tractions sur le fœtus » (Cadiot, *R. M. V.*, 29 fév. 1892) (fig. 12.)

On ne peut que louer les vétérinaires qui, mis aux prises avec les difficultés parfois insurmontables des parturitions laborieuses, notamment chez la vache et la jument, songèrent à rendre moins pénible la tâche de l'opérateur. Le levier obstétrical de Dumand me paraît réaliser un progrès notable. Il réunit, sous des dimensions restreintes, de grands avantages de transport et de manœuvre. Il est suffisamment puissant, puisque,

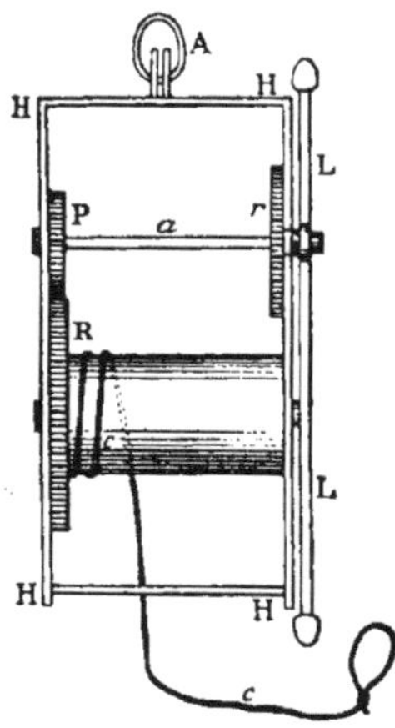

Fig. 11.— Levier-treuil obstétrical de Dumand.

A, anneau d'attache ; P, pignon moteur ; L. Levier de force ; R. Roue dentée multiplicatrice ; r, roue dentée d'arrêt volontaire ; c, câble de traction ; H, châssis de l'appareil ; a, axe moteur.

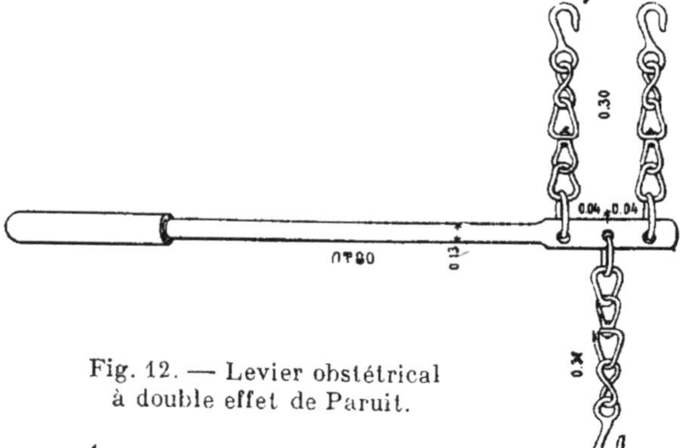

Fig. 12. — Levier obstétrical à double effet de Paruit.

au dire de l'auteur, il développe une force de résistance de 200 kilogrammes, avec un effort de 12 kilogrammes au bras de levier (il serait même très facile d'augmenter le rendement avec un engrenage) ; enfin, son prix est peu élevé. Mais, par contre, il présente l'inconvénient de ne pas faire, en même temps, l'extension et la contre-extension, conme le font le tracteur SARRAZIN, la machine de BARON la vêleuse, et aussi « l'avulseur des poulains et veaux » de LE FUR, de Brest.

7° Avulseur de Le Fur.

Cet instrument qui, présente un grand cachet d'élégance, mérite de retenir l'attention des vétérinaires qui sont souvent aux prises avec les difficultés obstétricales.

Les divers accessoires qui le complètent et s'adaptent très facilement sur lui (extirpateur, arthrotome, sécateur, repoussoir), permettent de triompher de toutes les dystocies, avec le minimum de fatigue pour l'opérateur, tout en mettant les organes maternels à l'abri des déchirures et meurtrissures, puisque c'est sur le produit qui a succombé au moment de l'intervention que s'exercent toutes les pressions. Tous ces instruments ne me paraissent pas recommandables outre mesure, exception faite de la vêleuse et de l'avulseur. Substituer aux anciennes méthodes des moyens d'action pour ainsi dire mathématiques, c'est là une conception trop théorique qui réserve de cruelles déceptions dans la pratique.

Il faut considérer dans les tractions, non seulement leur intensité, mais plus encore la direction qui variera selon les circonstances et selon la position de la parturiente. C'est justement ce résultat qu'on ne peut obtenir avec les appareils fixés à un mur, par exemple. En outre, il y a des cas où toutes les forces ne doivent pas opérer simultanément et dans la même direction ; il peut être indiqué de tirer, tantôt sur une partie du produit, tantôt sur une autre.

C'est ce qu'indiquait CAGNY, en 1892, quand il écrivait : « Il ne faut jamais faire tirer à la fois sur la tête et les membres antérieurs, mais tantôt sur l'un, tantôt sur l'autre, jusqu'au moment où la parturition est assez avancée pour tirer sur l'ensemble. » Et, tout en approuvant l'usage de ces instruments, il ajoutait : « En pratique, il faut savoir s'en passer le plus pos

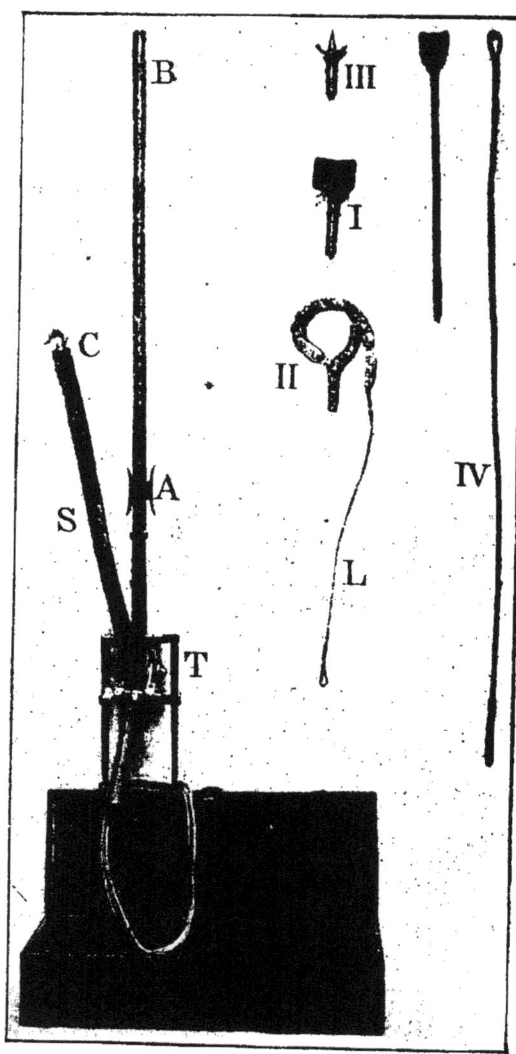

Fig. 13. — Vue d'ensemble de l'avulseur de Le Fur
pour les poulains et les veaux.

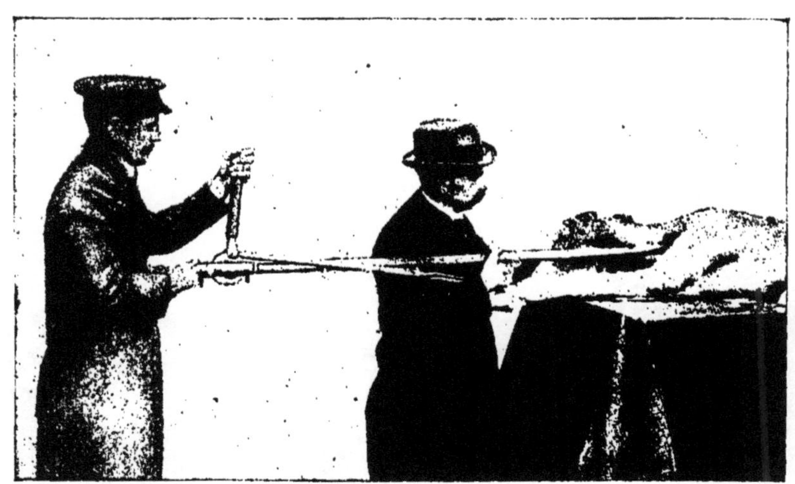

Fig. 14. — Arrachement d'un membre.

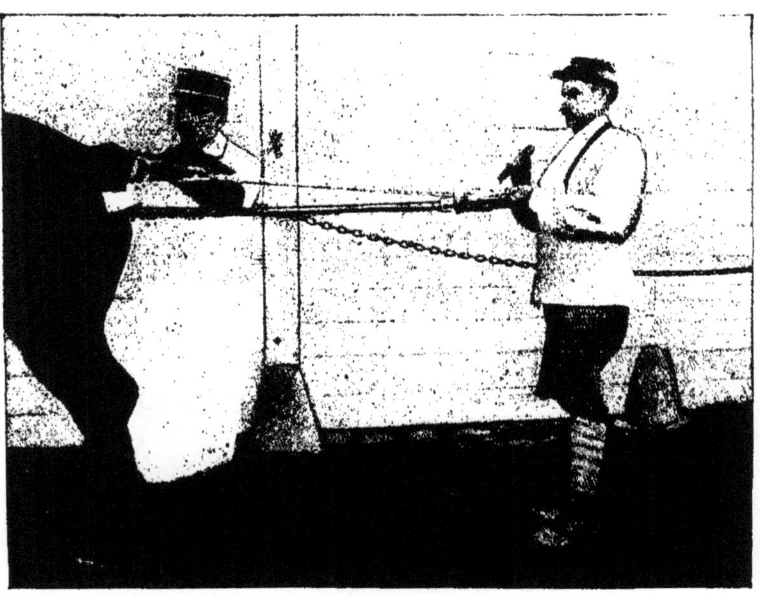

Fig. 15. — Manœuvre de propulsion.

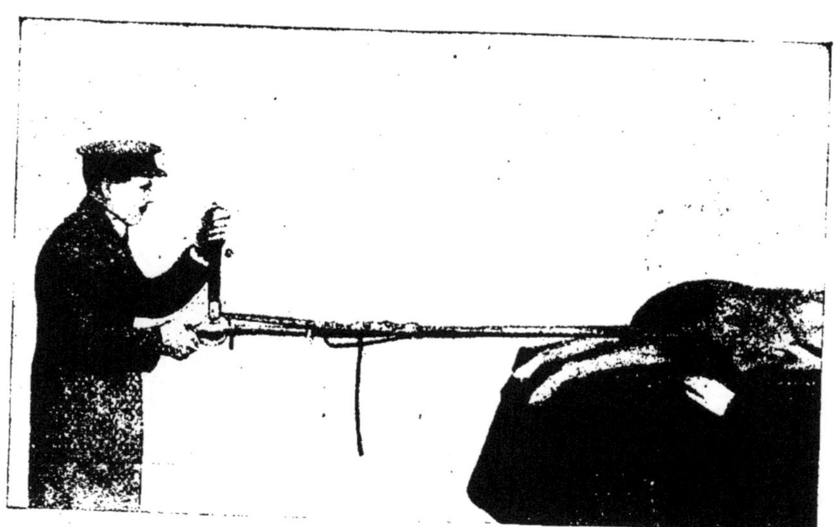

Fig. 16. — Redressement de la tête et de l'encolure.

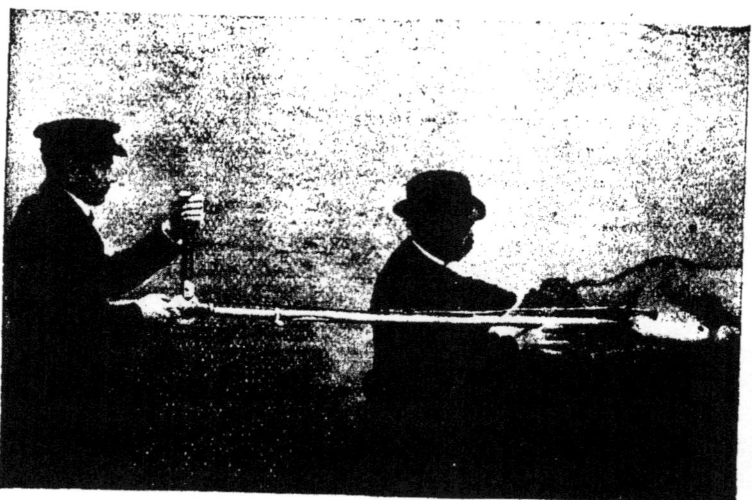

Fig. 17. — Amputation d'un membre fléchi, avec l'arthrotome.

sible ; ne jamais se presser d'en augmenter le nombre, et chercher à utiliser les objets qu'on trouve partout. »

A son avis, le meilleur repoussoir est celui que Lebert improvisa en sciant à une longueur variable les deux branches d'une fourche de bois, et le meilleur propulseur porte-cordes, un simple bâton de 1 mètre de longueur.

On conviendra que le levier obstétrical ne peut convenir dans toutes les occasions. C'est pourquoi Bedel a disposé, sur le treuil de la nouvelle « vêleuse pratique », trois poulies d'attache permettant de modifier la direction des tractions.

Je citerai encore, pour mémoire :

L'appareil de Pflanz pour fixer les lacs ;

Les instruments de Stuven, d'Amsterdam.

« Cette dernière méthode paraît théoriquement ingénieuse, en ne faisant supporter aux organes maternels que le minimum de contusions indirectes ; il est admissible que les succès obtenus seraient supérieurs à ceux de l'embryotomie par morcellement fragmentaire (Moussu). »

8º Mutateur dystocique de Flocart.

A ce mutateur, M. Moussu reconnaît une certaine utilité.

Weber, au contraire, affirme qu'on peut obtenir, avec la main seule, les mêmes résultats. Cet instrument ne peut être utilisé que si le bras peut pénétrer dans l'utérus et saisir les membres du veau.

9º La scie-fil.

La scie-fil pour embryotomie. Avec elle, dit le professeur Mathis (*R. M. V.*, mai 1905), la plupart des dangers de l'opération seraient évités. Il la préfère même à la scie articulée qui se noue facilement pendant l'action, d'un entretien assez difficile et d'un prix plus élevé. M. Mathis indique les précautions et les règles à suivre pendant l'action de la scie. On la place sur le fœtus à diviser, soit directement, soit avec la main, soit à la façon d'un lacs ; les extrémités sont réunies dans le vagin et se manœuvrent avec des poignées ou manettes. Il faut toujours maintenir la scie en état de tension ; la conduire lentement dans les parties molles, en appuyant fortement ; assez vite au contraire et légèrement dans les parties osseuses. Il faut encore éviter qu'elle ne tombe dans les jointures. En croisant les manettes et pour éviter les blessures, faire agir la scie à angle droit, sur toute la partie à diviser.

Le même professeur indique encore les cas nombreux dans lesquels la scie peut être employée avec profit : excès de volume de la tête, déviation irréductible de la tête et de l'encolure, enclavement du train postérieur, présentation du train postérieur avec les deux jarrets fléchis, présentation des fesses, les membres postérieurs totalement retenus, présentations transversales irréductibles, excès de volume du fœtus.

CHAMPAGNE, vétérinaire à Montmirail (*R. M. V.*, 15 février 1924), accorde toute sa préférence à la scie corde embryotome de STAA qui doit, d'après lui, faire partie de la trousse obstétricale du praticien.

LES PARTURITIONS LABORIEUSES

L'exploration des organes génitaux internes permet de s'assurer de l'intégrité relative de leur état et de reconnaître la présentation et la position du produit. Elle est beaucoup plus facile sur

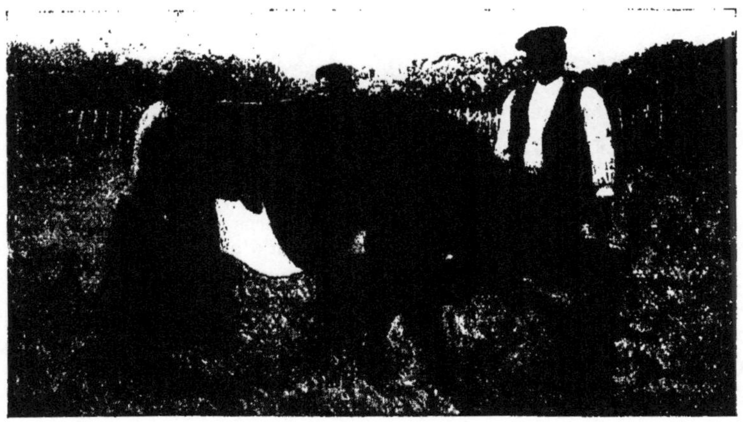

Fig. 18. — Mode d'application du drap en avant des mamelles
de la vache pour la coucher de force.

la parturiente debout ; les manœuvres sont plus aisées pour redresser les parties du produit qui ont dévié et qu'il faut ramener en place. C'est pourquoi je ne saurais trop conseiller de faire relever la mère, toutes les fois que la chose sera possible. C'est une règle que Poisson, d'Isigny, a fixée dès 1861, en indiquant le moyen de coucher une vache malgré elle : « Pour les vétéri-

naires habitués à faire des vêlages, disait-il, il est deux principes : 1º faire relever l'animal quand il le peut ; 2º ne faire tirer
sur le veau que quand la vache est couchée. Un drap ployé en
cinq est glissé sous le ventre de la vache, touchant la base des mamelles. Deux aides soulèvent légèrement l'animal, en tirant sur
le drap ; immédiatement la vache se laisse aller sur un côté, et le
train postérieur tombe doucement, sans aucune secousse, sur
la litière. » (Fig. 18).

Ce procédé est, maintenant, archi-connu dans les campagnes,

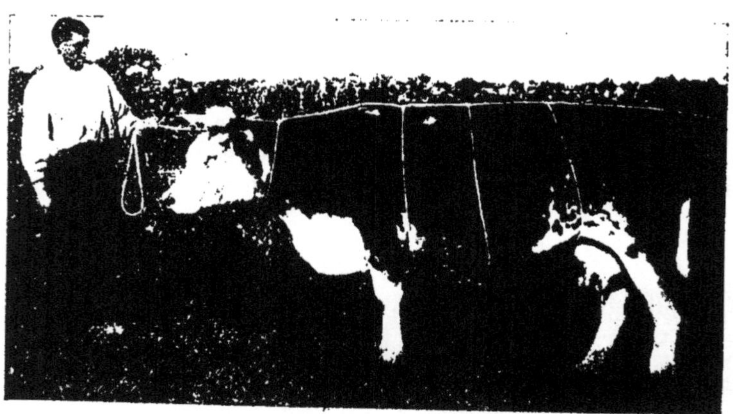

Fig. 19. — Mode d'enroulement du corps de la vache
pour la coucher de force au moyen d'une corde.

et on ne comprendrait pas qu'un jeune vétérinaire n'y ait pas
recours, au lieu d'utiliser des lacs, quand on est obligé de faire
coucher de force la parturiente.

A défaut de drap disposé comme l'indique la photographie
ci-dessus (fig. 18), on arrive aussi aisément, à coucher la vache
en lui entourant le corps avec une longue corde ou un guide
fixé autour des cornes (fig. 19) et enveloppant circulairement l'encolure, puis le corps en arrière des épaules, au milieu du dos et au
niveau des flancs ; des tractions suffisantes et soutenues opérées
en arrière sur cette corde, par une seule personne, entraînent
le décubitus de l'animal.

Il arrive fréquemment qu'une vache, soit à cause de son lym-
phatisme, soit par suite de fatigue, reste indifférente, une fois

couchée, à toutes les tentatives de la mettre debout. Quand les autres moyens ont échoué, il suffit souvent d'introduire dans l'étable un chien qui ait de la voix et du mordant, pour qu'aussitôt elle se lève.

Je ne partage pas l'avis de Poisson qui ne fait tirer sur le veau que si la vache est couchée. Il est des femelles très nerveuses, vache ou jument, qui restent debout pendant toute la durée du travail. Bien souvent, j'ai terminé l'accouchement dans cette position, même au prix de tractions vigoureuses, sans que jamais j'aie eu à constater d'accidents. Si la femelle n'a pas la force de résister debout à ces tractions, elle se laisse tomber elle-même sur le lit de paille. Dans le cas contraire, l'opérateur recevra sur ses bras le produit, afin de lui éviter de tomber violemment sur le sol.

Par contre, lorsque les difficultés s'annoncent longues, il y aura tout avantage à coucher la mère ; la prudence le commande. En diminuant les efforts qui contrarient ses mouvements, le praticien triomphe plus facilement des difficultés.

Il n'est pas indifférent de coucher la mère sur un côté ou sur l'autre : les circonstances, les positions du produit, les conditions de son extraction, indiquent à l'accoucheur quelle préférence à donner au décubitus.

Un lit de paille très épais doit surélever le train postérieur de la mère ; le produit se trouve ainsi repoussé en avant et moins gêné ; l'opérateur se saisit des parties trop éloignées et les remet en bonne position, en y fixant les lacs ou les crochets nécessaires. Evidemment cette position inclinée fatigue la parturiente, mais c'est secondaire, puisqu'ainsi l'accouchement est rendu plus aisé et moins long.

Autant que possible, le vétérinaire fera conduire la mère dans un local assez vaste, afin de ne pas être lui-même gêné pendant le travail, quand des instruments encombrants exerceront des tractions fortes et soutenues. J'ai vu, maintes fois, les aides obligés de cesser de tirer sur les lacs, juste au moment où c'était devenu plus urgent, parce qu'ils se trouvaient refoulés dans un coin, contre un mur; le produit, déjà sorti jusqu'aux flancs, restait dans cette position pendant qu'on replaçait la mère au milieu de l'étable. Cet inconvénient est évité lorsque les tractions et la contre-extension sont faites par le même appareil ; mais si on ne dispose pas d'agents mécaniques, il est bon d'être prévenu du danger, afin d'éviter qu'il se produise. J'en indiquerai d'ailleurs le moyen.

Lorsque déjà, des tentatives infructueuses et réitérées ont été faites, et que le vétérinaire, tardivement appelé, craint de se trouver en présence d'une parturition longue et laborieuse, il est prudent de se faire apporter, même avant d'intervenir, une « vêleuse » afin de n'être pas obligé d'interrompre les opérations pendant qu'on irait la chercher.

CHAPITRE PREMIER

DYSTOCIES FŒTALES

I. — Présentations antérieures.

Les obstacles ou parturitions dystociques dus au fœtus peuvent résulter :
1º Des membres antérieurs ;
2º De la tête ;
3º Des membres postérieurs ;
4º D'une position transversale ;
5º De l'excès de volume ;
6º De maladies ;
7º De monstruosités ;
8º De la multiparité.

1º Obstacles provenant des membres antérieurs.

Quand les membres antérieurs ne se présentent pas par leur extrémité et ne sont pas étendus dans le bassin de la mère, c'est qu'ils sont restés plus ou moins repliés ; l'obstacle qu'ils apportent à l'accouchement normal est variable. Il faut aller les saisir là où ils se trouvent, pour les ramener dans le bassin et les y étendre complètement. L'exécution de ces manœuvres est quelquefois longue, pénible, difficile. Un principe absolu, dont l'accoucheur ne devra jamais se départir, et que je pose dès maintenant pour n'avoir pas à y revenir, est le suivant :

Quel que soit le cas, jamais le praticien ne devra exercer un effort en même temps que la parturiente ; en poussant contre elle, dans ces moments, il risquerait de blesser ou même de déchirer la matrice dont les parois sont tendues à l'extrême. Ce serait, d'ailleurs, dépenser en pure perte des forces qu'il est nécessaire de ménager. Il faut, au contraire, savoir profiter des accalmies pour exécuter telle manœuvre que permettra l'état de relâchement des tissus de la région et notamment de la matrice.

S'il ne s'agit que d'une extension incomplète de l'extrémité inférieure des membres, le praticien en opérera aisément le redressement total, et les amènera, l'un après l'autre, dans le bassin ; mais il devra toujours prendre cette précaution de tenir le sabot dans sa main, pour éviter une déchirure des parois du canal vaginal.

Lorsque le canon est replié sur l'avant-bras, il peut être nécessaire, avant tout, de repousser préalablement les genoux, le plus haut possible, à droite ou à gauche, selon qu'il s'agit du membre droit ou du membre gauche ; saisissant alors à pleine main le canon, on l'étend en lui faisant décrire un mouvement oblique rapprochant l'extrémité inférieure du membre du plan médian du bassin. On éprouve ainsi beaucoup moins de difficulté qu'en s'efforçant d'obtenir l'extension du canon verticalement, parce qu'on évite que l'extrémité inférieure du membre ne vienne buter contre le bord antérieur du pubis, et n'apporte un nouvel obstacle au redressement.

Il arrive quelquefois que l'un des membres est passé par dessus la tête, en arrière des oreilles, et occupe une position plus ou moins transversale par rapport à l'axe du bassin. L'opérateur introduit sa main jusqu'en avant du point où le membre chevauche la tête du produit ; il la passe ensuite entre la tête et le membre dévié, comme s'il voulait saisir l'oreille ; puis, prenant un point d'appui sur tout le côté de la tête, il fait levier avec l'avant-bras. Aussitôt le membre, glissant sur le dos de la main, reprendra une bonne direction. On comprend de suite que selon qu'il s'agira du membre droit ou du membre gauche, l'opérateur se servira de sa main droite ou de sa main gauche. Si la difficulté de faire glisser le membre était trop grande, ou que la force de l'opérateur fût insuffisante, il serait indiqué de passer un lacs autour du paturon, sur lequel on ferait tirer en même temps par un aide. CHAMPAGNE, de Montmirail, pense que cette dystocie doit, pratiquement, être rangée parmi les obstacles provenant de la tête ; il admet que, en dépit des apparences, le déplacement du membre est l'accessoire, au point de vue pratique ; ce n'est pas sur lui qu'il faut agir, mais sur le cou et la tête qui occupent sa place qu'il ne pourra reprendre que lorsqu'elle sera libre ; d'où cette indication : remettre la tête et le cou en place par le procédé qu'il décrit en ajoutant qu'il le croyait mieux connu : « Passer la main en avant du point où le membre croise l'encolure, pour aller embrasser son bord inférieur ; puis, revenant en arrière, glisser vers l'auge en soulevant la tête ; le poignet et l'avant-bras prenant un point d'appui sur le membre et faisant levier, le membre s'écarte et reprend sa place naturelle devenue libre. »

Ce n'est pas le lieu de discuter l'opinion de CHAMPAGNE sur le mode de production de cette dystocie, mais le procédé qu'il indique, et qu'il croyait mieux connu, est exactement le même que celui que j'ai décrit en 1903 dans ma première édition, et que je conseille encore aujourd'hui pour triompher de cette dystocie (*R. M. V.*, 15 mai 1923).

Lorsque les deux membres sont fléchis jusqu'aux genoux, il est rare que le vétérinaire les trouve dans cette position ; le plus souvent on n'a eu recours à lui que tardivement ; sous l'action des efforts réitérés de la mère, la tête et l'encolure se sont déjà engagées dans le bassin, avant son arrivée, et les membres antérieurs déjà infléchis, se sont repliés davantage ; ils sont même parfois complètement étendus sous le corps. Alors le cas peut être plus ou moins grave, très grave même, suivant que le bassin maternel a des dimensions plus réduites. Si les diamètres sont larges et permettent de refouler suffisamment en avant, les parties du fœtus qui se sont trop engagées, il devient facile de redresser les membres repliés. Mais il ne faut jamais oublier la règle que nous avons posée, à savoir : ne pas pousser, tant que la parturiente force. Le praticien se borne à repousser le fœtus de façon à le mettre en position vertébro-iliale droite ou gauche, selon qu'il se servira de son bras droit ou du gauche. Chaque accoucheur se sert, en effet, plus volontiers d'un bras que de l'autre, soit que l'un ait plus de force, soit que le sens du toucher y soit plus développé.

Le produit ainsi placé, l'opérateur devra s'emparer d'un des membres ; il n'est pas indifférent de commencer par l'un ou par l'autre. Ce sera toujours le membre situé sur le plan supérieur qu'il faudra saisir et redresser tout d'abord ; par exemple le

membre droit si le produit est en position vertébro-iliale droite ;
le gauche, au contraire, si la position est vertébro-iliale gauche.

Lorsque le vétérinaire dispose d'une force musculaire suffisante, il peut tenter ce redressement avec la main. Saisissant
le canon par son milieu, il le fait pivoter autour de l'articulation
du genou qu'il s'efforce, en même temps, de refouler le plus possible en haut vers le côté qu'occupe le produit. Mais, s'il n'est
pas assez vigoureux, il placera un lacs autour du paturon. Faisant tirer sur le lacs, en même temps qu'il refoulera le membre,
comme je viens de l'indiquer, il ramènera ce membre dans le
bassin. On obtient encore le même résultat en plaçant un crochet long et mousse dans le pli du genou, lorsque celui-ci est trop
éloigné du bassin et qu'il est impossible de saisir le canon ; une
légère traction sur le lien fixé au crochet suffit à rapprocher ces
régions.

Les mêmes moyens détermineront l'extension de l'autre
membre. Mais, au préalable, le praticien s'efforcera de rouler le
produit sur lui-même, pour l'amener dans la position vertébro-
iliale opposée. Quand on aura ainsi redressé et étendu les deux
membres, des tractions suffiront, avec les efforts de la mère,
pour terminer le part.

Le praticien commettrait une grave imprudence, une faute
lourde, en faisant opérer des tractions sur les membres, avant de
s'être assuré qu'ils appartiennent bien au même produit, que ce
soit des membres antérieurs ou des membres postérieurs. Il
peut arriver, en effet, qu'on se trouve en présence d'un part
gémellaire, et que les deux membres, mal ou pas du tout reconnus et saisis, appartiennent à un produit différent. J'ai été témoin de ce fait : deux membres postérieurs se présentaient ; on
opéra de si violentes tractions avec la vêleuse qu'on les arracha.
On accourut me chercher, « pour démonter le veau » qu'on
avait ainsi mutilé. Quelle ne fut pas ma surprise de rencontrer,
à l'exploration, deux autres postérieurs fléchis aux jarrets ; les
deux membres arrachés appartenaient chacun à un veau. Il me
fut extrêmement facile d'obtenir les deux produits. La mère
survécut ; il est vrai qu'il s'agissait d'une femelle à bassin très
ample. Le propriétaire ne manifesta aucun mécontentement
contre son voisin, un connaisseur pourtant ! Mais, s'il se fût
agi d'un vétérinaire qui aurait opéré de si maladroite façon, son
appréciation eût été certainement tout autre.

Le cas est beaucoup plus grave et plus difficile quand la tête et l'encolure sont à tel point enfoncées dans le bassin qu'il est impossible de les refouler en avant. L'action diffère selon les circonstances. D'abord, on essaie d'obtenir les membres l'un après l'autre, à l'aide de lacs ou de crochets longs et mousses placés dans le pli du genou, et sur lesquels l'accoucheur fait tirer fortement, pendant que lui-même, la main appuyée, les doigts écartés contre la pointe de l'épaule, s'efforce, par une puissante contre-extension oblique en avant et en haut, de repousser le produit. Quand les dimensions du bassin et le faible volume du produit permettent ces manœuvres, on peut arriver à ramener les deux membres en extension complète. Si on ne réussit pas, le mieux est de placer la mère en décubitus dorsal et de l'y faire maintenir avec des bottes de paille, tandis qu'on ira à la recherche des membres antérieurs, pour les saisir et les étendre par l'un ou l'autre des moyens précédents. Ce procédé a le très grand avantage de supprimer la gêne apportée par le poids du produit qui, refoulé en bas vers les lombes, laisse plus d'espace libre.

Ces différentes manœuvres ne permettent pas toujours d'obtenir le produit. Dans certaines circonstances, on ne réussira pas, même au prix de tentatives réitérées, à étendre complètement les membres. Si le diamètre du bassin de la mère le permet, on essaiera l'extraction forcée. Le canon fléchi sur l'avant-bras n'est pas une contre-indication ; j'ai pu, souvent, dans cette position vicieuse, obtenir le veau au moyen de tractions très vigoureuses et sans être obligé de recourir à l'embryotomie, comme le conseillaient autrefois certains auteurs.

Mais quelques précautions indispensables s'imposent, que je crois devoir indiquer (fig. 20). On passera un lacs solide en arrière des oreilles du produit, que ce soit le licol de SCHAACK modifié et simplifié comme je l'ai dit, ou une simple corde sur laquelle on pourra tirer fortement. Je conseille même de commencer par là, avant d'aller à la recherche des membres qui, seraient-ils étendus incomplètement dans le bassin, apporteraient une gêne très considérable à la fixation de ce lacs, en raison de la place qu'ils tiennent dans un bassin déjà trop étroit. Il est nécessaire de s'assurer de la solidité de ce lacs, parce que s'il venait à se rompre, on ne pourrait plus le remplacer par un autre. Si je crains que cette force vienne à manquer, et quand le sujet est vivant, j'implante encore de petits crochets dans les orbites. Si le produit est mort, j'introduis un long crochet pointu jusqu'au fond de la gorge et l'y fixe par un mouvement de torsion, pour le faire pénétrer dans les tissus.

On comprend de suite que les tractions, qui vont être énergiques, auront pour effet de vaincre la résistance opposée par le simple poids de la parturiente qui sera traînée fatalement.

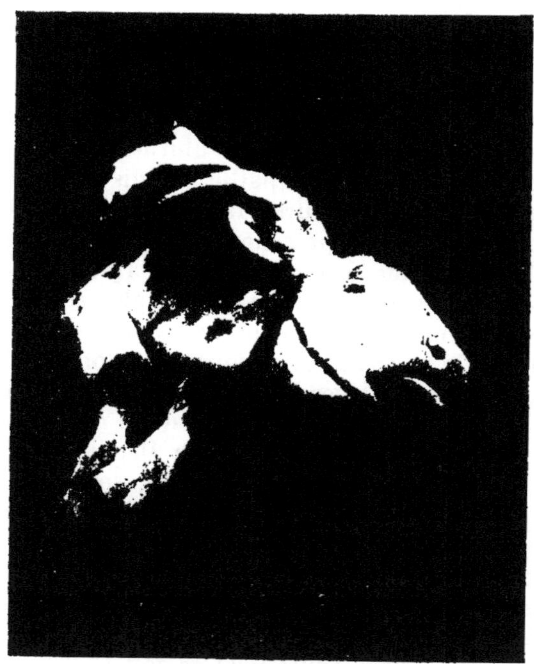

Fig. 20. — Uu lacs solide est passé en arrière des oreilles du produit.

Il est de toute nécessité de s'y opposer en soutenant la mère, si l'on n'a pas à sa disposition la vêleuse ou tout autre appareil de contre-extension.

On a bien conseillé de placer derrière ses fesses un drap ou un surfaix que des aides maintiendront de chaque côté, ou qu'on fixera sur un point mort. Mais, ce procédé a l'inconvénient, d'abord, de priver l'opérateur du secours de ces aides ; ensuite, ce dispositif peut glisser en haut ou en bas, au moment des plus

fortes tractions ; non seulement le drap ou le surfaix ne servira
plus à la contre-extension, mais il pourra devenir gênant, s'il
vient à s'appuyer tout près de la vulve. Aussi, ai-je abandonné
ce dispositif, pour lui substituer un autre beaucoup plus efficace ; je ne saurais trop le recommander aux jeunes praticiens,
lorsqu'ils n'auront pas à leur disposition la vêleuse (fig. 21).

Je place sur la parturiente, comme sur un cheval, toute cette
partie d'un fort harnais qu'on appelle « l'avaloire » ; la fessière
descend assez bas pour ne pas gêner la vulve et s'appuie un peu

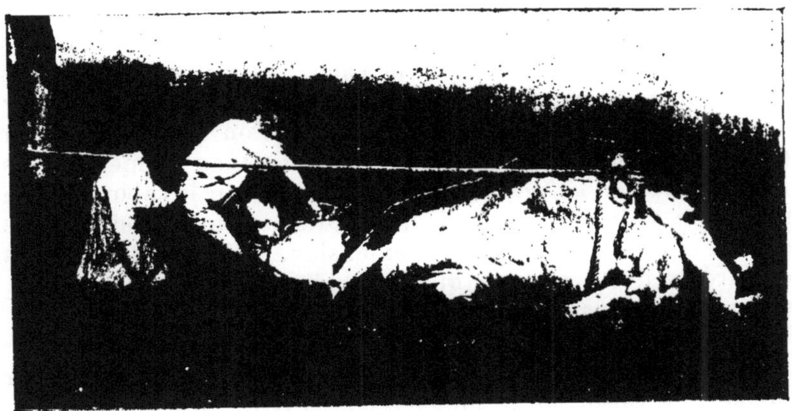

Fig. 21.

au-dessous des ischions ; elle ne peut tomber plus bas, parce
qu'elle est maintenue par les autres parties de l'avaloire. A
l'anneau qui termine, de chaque côté, la fessière, j'attache une
corde solide et assez longue pour qu'on puisse la fixer en avant
de la mère, soit à l'une des solives de l'auge, soit à un pommier,
soit à tout autre point fixe. De cette façon, je n'emploie pas,
pour cette sorte de contre-extension, des aides qui vont pouvoir
m'être utiles, et la mère se trouve soutenue plus solidement
et plus régulièrement.

J'ai vu aussi disposer, dans ce même but, une échelle en travers
de la porte de l'étable et fixée par des barres de fer. On amenait
la parturiente jusqu'auprès, et les tractions se faisaient avec des
liens passés entre deux barreaux, contre lesquels venait s'appuyer le bassin. Je ne cite ce moyen que parce que je l'ai vu

mettre en pratique ; il m'a toujours répugné et je ne l'ai jamais employé.

Ces différents procédés, que le vétérinaire doit cependant connaître, ont perdu aujourd'hui une grande partie de leur utilité, puisque l'on dispose d'instruments spéciaux qui y suppléent avantageusement.

Si l'obtention du produit par l'extraction forcée présente trop de dangers pour la mère, c'est, en fin de compte, à l'embryotomie qu'il faut recourir.

Les présentations vertébro-pubienne ou iliale, droite et gauche, se rencontrent plus rarement. La position des membres et leur remise en place dans le canal pelvien nécessitent les mêmes manœuvres obstétricales que celles que j'ai indiquées ; elles sont plus faciles à exécuter, parce qu'on n'a pas à lutter contre la résistance du corps du sujet ; mais, au moment de les exécuter, il convient de ne pas omettre de tenir le sabot dans sa main. On s'abstiendra aussi de toute traction, quand la mère se livre à de violents efforts d'expulsion, si l'on veut éviter les déchirures de la matrice qui se produiraient plus facilement encore que dans les autres positions.

Toutes ces difficultés sont beaucoup plus grandes chez la jument, en raison de la longueur des rayons des membres du poulain et aussi de l'intensité des efforts de la mère. Par contre, il sera plus aisé de refouler la tête et d'obtenir le redressement des membres déviés, en faisant cesser ces efforts, soit par l'application du tord-nez, soit par l'administration d'anesthésiques ou simplement en faisant absorber à la parturiente un litre d'eau-de-vie. Mais, quel que soit le cas, j'insiste sur l'avantage, sur la nécessité même de maintenir la mère dans un plan incliné, pour relever, le plus possible, l'arrière-train et refouler en avant le produit en position dystocique.

Au cours des manœuvres à exécuter dans ces différents cas, il est indispensable de lubrifier les bras de l'opérateur et toutes les parties du bassin, pour remédier à leur état de dessiccation. L'huile, l'eau de savon tiède seront utilisées copieusement.

L'obstacle provenant des membres antérieurs peut encore résulter, comme je l'ai constaté au cours de ma longue pratique, d'une contracture musculaire s'opposant à tout redressement

des rayons les uns sur les autres. Le produit atteint de cette affection, s'il est encore vivant, ne sera pas viable. Aussi, doit-on
s'efforcer d'en obtenir avant tout l'expulsion, sans se préoccuper des mutilations qu'il est nécessaire de lui faire subir. Dans
ce cas spécial, le danger de blesser les organes maternels est
bien plus grand et réclame, de la part de l'opérateur, une prudence extrême dans le choix des moyens auxquels il faut
recourir.

2° **Obstacles provenant de la tête.**

Lorsque la tête est en mauvaise position, les difficultés peuvent être telles que seule l'embryotomie permette d'en triompher. C'est notamment le cas chez la jument, en raison de la longueur de l'encolure du poulain. Et si, à cette dystocie, vient
s'ajouter une position défectueuse des membres, le part est
impossible par les moyens ordinaires. Différents cas peuvent se
présenter :

a) Ou bien la tête seule est déviée, soit entre les membres antérieurs, soit sur le dos du sujet, soit sur l'un ou l'autre côté du
corps ;

b) Ou bien cette dystocie s'accompagne d'une mauvaise position d'un seul ou des deux membres antérieurs.

S'il s'agit de la vache, à moins d'avoir affaire à un bassin
maternel trop étroit, le praticien arrive toujours à se saisir de la
tête et à la ramener en bonne position, soit avec la main seule,
soit à l'aide de lacs ou crochets. Chez la jument, au contraire,
la difficulté est plus grande, quelquefois même insurmontable.

Pour obtenir le redressement de l'encolure et amener la tête
dans le bassin, les moyens varient selon les cas, d'abord en ce
qui concerne la position à donner à la mère.

Si la tête se trouve entre les membres antérieurs, — elle est
tombée dans la mamelle, disent nos cultivateurs, — on placera
utilement la parturiente en décubitus dorsal ; si, au contraire,
la tête est déviée à droite ou à gauche, on fera coucher la mère
sur le côté opposé à celui où se trouve la tête ; enfin si celle-ci
est sur le dos du produit, on tâchera d'obtenir un décubitus
ventral aussi complet que possible.

Fort heureusement le praticien n'est pas toujours obligé
d'employer ces moyens. Quand le bassin de la mère est large

et qu'aucune manœuvre n'a déjà amené l'avant-main dans le détroit antérieur, il est souvent possible de ramener la tête avec la main seule, ou même en utilisant un lacs passé à la mâchoire inférieure, ou encore des crochets fixés dans les orbites.

Mais, quelle que soit la position de la tête, il ne faudra jamais aller à sa recherche, avant d'avoir remis les membres antérieurs en bonne position, de les avoir étendus dans le bassin et d'y avoir fixé des lacs. Autrement, on risquerait de voir la tête, une fois redressée, s'enfoncer et s'enclaver dans le bassin, sous l'influence des efforts de la mère, et s'opposer au passage de la main munie de lacs, quand elle irait à la rencontre des membres.

Par conséquent, il est indispensable de s'assurer d'abord de ces derniers. Ensuite, il faut, par une exploration méthodique, bien reconnaître la position de la tête ; pour cela on suivra le bord supérieur de l'encolure, avec la main qu'on tâchera de faire pénétrer jusqu'au niveau de la mâchoire inférieure ou du bout du nez ; et, en exerçant sur ces parties un effort suffisant, on tentera de la faire basculer autour de l'articulation atloïdo-occipitale, en ramenant en haut son extrémité inférieure et la dirigeant ensuite en dehors du plan médian du corps de la mère ; la tête pivotera ainsi sur sa base : on l'étendra et la renversera, sans trop de fatigue, de manière à la redresser totalement. Vouloir obtenir ce résultat sans faire accomplir à la tête ce mouvement de bas en haut et de dedans en dehors, serait chose impossible.

S'il arrivait que son éloignement empêchât le praticien de la saisir, il devrait faire tirer modérément sur les membres pour la rapprocher, tout en maintenant son bras complètement enfoncé, afin de glisser sa main jusqu'à la région qui en était trop éloignée.

Si ce moyen ne lui réussissait encore pas, il lui faudrait passer un lacs entre l'encolure et le corps du produit, pour faire exercer des tractions plus intenses. On arriverait au même résultat en implantant un crochet pointu dans les muscles de l'encolure, et de plus en plus en avant, à mesure que les tractions détermineraient le redressement progressif de la région. Ce moyen est excellent, surtout quand le fœtus est mort, pour terminer le part plus rapidement et éviter l'épuisement de la mère.

Si la main seule est impuissante à faire exécuter à la tête le mouvement de pivotement et de rotation, on peut placer un crochet mousse au niveau de la commissure des lèvres ou un lacs à la mâchoire inférieure, au niveau des barres.

Fort, vétérinaire à Tostes (Seine-Inférieure), dans un mémoire d'obstétrique pratique, analysé par Delmer, en 1912, conseille, en cas de présentation antérieure avec déviation de la tête, de fixer une cordelette au niveau de la mâchoire inférieure, pour amener la tête dans le détroit antérieur ; de placer des crochets dans les orbites, si le fœtus est mort ; et, lorsqu'il s'agit de la jument, si la tête est repliée et son extension impossible, de recourir à l'extraction forcée.

Argoud, en 1896, relate un cas de dystocie chez la jument : présentation vertébro-sacrée, les deux membres antérieurs fléchis au genou, tête et encolure appliquées contre le flanc gauche, membre postérieur du même côté, passé sur la nuque. Le poulinage dura quatre heures ; le praticien redressa les membres antérieurs par l'extension des avant-bras, ramena la tête et redressa l'encolure, puis il fit l'amputation des membres antérieurs et acheva le poulinage par la fixation d'un crochet dans l'espace inter-maxillaire et par des tractions lentes et soutenues. La jument guérit.

Schaack indique aussi de placer une corde entre l'encolure et le corps du produit. Ce moyen permet des tractions considérables rapprochant la tête de la main de l'accoucheur et facilitant sa saisie pour lui faire exécuter ensuite le mouvement que j'ai décrit.

A mon avis, le crochet pointu enfoncé dans les muscles de l'encolure et qu'on peut déplacer pour le fixer ensuite plus loin, rapidement et aisément, est préférable au lacs passé autour de l'encolure. C'est aussi l'avis de Lucet, de Courtenay (août 1886), qui préfère de beaucoup, quand la tête est renversée sur le côté du corps, un petit crochet pointu implanté dans la peau ou même dans les muscles de l'encolure, au lieu du lacs passé, comme l'indique Saint-Cyr, dans la cavité formée par l'encolure repliée. Lucet ajoute : « C'est aussi par l'implantation d'un crochet soit aux épaules, soit aux hanches, que j'ai pu triompher des obstacles provenant des excès de volume du fœtus, en faisant tirer sur ce crochet, dans une direction oblique par rapport à l'axe des tractions opérées sur la tête et les pattes. »

Si les membres sont déjà beaucoup trop engagés dans le bassin et nuisent à l'exécution de ces opérations, le praticien doit les faire refouler très vigoureusement par un aide. Cette contre-extension facilitera grandement les mouvements de l'accoucheur dont le bras comprimé serait comme paralysé et incapable du moindre effort.

L'extraction forcée, dans ce genre de dystocie, a la préférence de certains praticiens. Il se peut que, dans certains cas, on puisse ainsi obtenir le produit, par exemple, quand il est de faible volume et qu'au contraire, le bassin de la mère est très large, ou bien encore, dans le cas d'avortement, lorsque le sujet n'est que très incomplètement développé.

CAGNY, en 1887, en rapporte un exemple signalé par LÉON, de Mirebeau-en-Poitou. Dans deux cas de présentation antérieure avec déviation de l'encolure et de la tête, ce praticien a pu retirer le veau par l'extraction forcée, dans cette position, en utilisant le treuil d'une voiture.

J'ai, moi aussi, eu connaissance de certains accouchements terminés par ce moyen, et j'en reconnais volontiers la possibilité, notamment chez la jument. Mais j'accorde, aujourd'hui comme autrefois, toute ma préférence à l'embryotomie, lorsque je me trouve dans l'impossibilité de redresser la tête et l'encolure. Il n'est guère à espérer d'obtenir le produit vivant et viable, quand il faut exercer des tractions aussi violentes ; par ailleurs, on risque fort d'écraser les organes voisins des parois du bassin de la mère et de déterminer, dans toute cette région, des lésions graves pouvant compromettre la vie.

Je disais, en 1900, que je condamnais avec WEBER et TRASBOT l'emploi du treuil comme trop violent, tout en reconnaissant que son utilisation par le vétérinaire pouvait donner de bons résultats, si elle était modérée ; je conseillais même de n'y pas recourir, et de préférer, dans ces cas extrêmes, les moyens chirurgicaux. C'était aussi l'avis de MINETTE, de Compiègne (1886), « avulsant les membres au moyen d'une incision circulaire de la peau, autour de l'articulation scapulo-humérale ».

Je ne pourrais pas être aussi affirmatif aujourd'hui, quant à l'emploi des tractions mécaniques, et j'estime qu'il appartient au praticien de juger de l'opportunité d'y recourir, lorsque, par exemple, il manque d'aides et qu'il a l'espoir d'obtenir le produit vivant au lieu de le mutiler. D'ailleurs, l'usage de ces moyens mécaniques s'est tellement répandu dans nos campagnes, avec la vêleuse notamment, que les clients sont familiarisés avec eux et sont souvent les premiers à en réclamer l'emploi.

Lorsque la tête est renversée sur le dos, et qu'on a en vain essayé de la redresser avec la main, il faut, ai-je dit plus haut, faire placer la mère en décubitus ventral. Le produit se trouve ainsi refoulé vers le ventre, et l'espace libre nécessaire à la recherche de la tête se trouve augmenté d'autant. La main suit le bord inférieur de l'encolure et pénètre aussi profondément que possible, pour arriver au niveau de la mâchoire inférieure et même jusqu'à l'occiput, s'il y a lieu. Avec le pouce et l'index faisant l'office des deux branches d'une pince, le praticien enserre la mâchoire inférieure, au niveau des barres, ou bien saisit à pleine main toute l'extrémité pour faire pivoter la tête sur son axe, d'abord transversalement par rapport à l'encolure et pour la ramener dans le bassin par des tractions suffisantes. Et, comme dans ce renversement sur le dos, la tête est toujours un peu plus déviée d'un côté que de l'autre, on doit réfléchir au sens dans lequel il faudra faire pivoter.

A moins qu'il ne soit doué d'une très grande force musculaire, le praticien ne pourra, le plus souvent, obtenir ce redressement avec la main seule, et il aura recours soit à de petits crochets mousses fixés dans les orbites, soit au lacs, à une anse de corde passée derrière la tête ; il fera tirer en dirigeant les tractions avec la main tenant l'extrémité inférieure de la région. Les circonstances le guideront quant à la préférence à accorder à l'un ou à l'autre de ces moyens.

La tête infléchie peut se présenter par la nuque ; on rencontre cette position anormale surtout chez la jument ; on a une présentation de la nuque ou du bord supérieur de l'encolure. L'obstacle n'offre pas plus de difficulté que précédemment : la main suit le bord supérieur de l'encolure, tâche de saisir la tête pour la ramener par les moyens indiqués.

Le refoulement préalable du produit vers le dos de la mère, placée autant que possible en décubitus dorsal, facilite encore les manœuvres.

Si l'excès de longueur de l'encolure du poulain ne permet pas de saisir le menton, c'est encore à l'usage d'un crochet pointu enfoncé dans les muscles de l'encolure qu'il faut avoir recours, pour rapprocher de la main cette région, afin de fixer un lacs à la mâchoire inférieure ou des crochets dans les orbites, et amener la tête dans le bassin par des tractions convenablement dirigées avec la main.

Lorsque tout a été impuissant à obtenir le redressement, il faut faire l'embryotomie.

Certains auteurs ont conseillé l'extraction forcée avant de mutiler le produit ; je ne l'ai jamais tentée et je la crois impraticable, pour le veau tout au moins.

Dupuy, de Nogent-le-Rotrou, a relaté (1885) le cas « d'un veau couché sur le dos, la tête renversée vers les lombes ». Il indique de mettre la vache le ventre en l'air et d'y appuyer fortement, de manière à rapprocher la tête du fœtus.

Geoffroy, de Lannion (1887), a cité un fait analogue chez une jument. Ce praticien fit l'avulsion des deux membres antérieurs, avant de placer la jument sur le dos ; puis, avec des crochets implantés progressivement le long de l'encolure, il arrriva à la tête. S'il avait d'abord placé la jument en décubitus dorsal, il aurait probablement terminé l'accouchement sans embryotomie.

Jouquan et Dauthuille, de Vitré, ont publié (1897) la relation d'un accouchement dystocique de la jument, dans lequel la tête et l'encolure étaient repliées sur le dos ; le fœtus était mort. La jument se livrait à des efforts expulsifs très violents. Pendant trois heures, un empirique avait inutilement essayé l'extraction et la parturiente était exténuée ; le rectum sortait sous forme d'un boudin noir cyanosé, long de 20 à 25 centimètres. L'auteur fit tamponner le rectum avec une serviette pliée en quatre, et sangler fortement la jument par le milieu du ventre, avec un large surfaix, de façon à diminuer les efforts de la mère. Par une exploration minutieuse, il reconnut la présentation. « J'insiste, disait-il, sur la prudence que l'on doit apporter dans le diagnostic d'un genou ou d'un jarret. Ce n'est pas chose aussi facile que beaucoup de jeunes praticiens pourraient le croire ; plus d'un a fait sortir un genou, croyant tirer sur un jarret. L'on comprend qu'une affirmation de ce genre, lorsqu'elle est fausse, porte une grave atteinte à la réputation d'un vétérinaire. » Après avoir reconnu que la tête était recourbée, et vu l'impossibilité d'y remédier, l'auteur tente d'avoir le produit dans la position où il se trouvait ; des tractions soutenues sur les membres rapprochèrent la tête qu'il put attirer avec un crochet placé à la base de l'oreille. Il désarticula au coude le membre antérieur gauche, essaya encore de ramener la tête ;

mais, n'y parvenant pas, il enleva le second membre. Puis il plaça une longe dans le repli de l'encolure et des tractions achevèrent le poulinage. La jument succomba.

Le même auteur relate (*R. M. V.*, 30 octobre 1897), le cas d'une présentation antérieure chez une vache, tête déjetée sur le côté du thorax. La dystocie provient, à la fois, de la tête et du col utérin non ouvert ; c'est un avortement.

Il met des lacs aux membres, — mais se garde bien de faire tirer avant d'avoir permis à la tête de franchir le col utérin, — place un crochet dans l'orbite droit et termine la parturition par des tractions sur les membres et sur la tête. « Au cours de celles-ci, écrit-il, un craquement se fit entendre ; c'était l'articulation du boulet qui venait de se rupturer en partie ; rien d'étonnant sur cet avorton dont les membres étaient peu solides ; mais la rupture s'était produite surtout du fait du lacs passé dans le pâturon. En effet, après avoir remonté mon lacs au-dessus du boulet, je terminai l'accouchement sans autre incident. C'est donc une indication aussi essentielle que facile à remplir, de ne jamais oublier, au cours d'un accouchement, de remonter le lacs au-dessus du boulet. »

Il est un autre obstacle que la tête, même en bonne position, apporte à l'accouchement normal. Je l'ai observé bien souvent chez la vache ; c'est le volume exagéré de cette région coïncidant avec l'étroitesse du bassin. Le produit se présente bien, mais au moment où, pour aider aux efforts de la parturiente, on fait tirer sur les lacs placés aux membres, on constate que si ceux-ci s'allongent, la tête, au contraire, reste en arrière ; qu'elle dévie même d'un côté ou de l'autre, en avant du détroit antérieur, au lieu de le franchir. Il est impossible d'amener davantage le produit par des tractions qui, d'ailleurs, compromettraient le résultat. J'ai vu, en pareille occurrence, des empiriques ne pas hésiter à pratiquer aussitôt l'avulsion des membres, en affirmant qu'il n'y avait pas d'autre resssource.

Evidemment, aux yeux du propriétaire et des aides présents, l'impuissance des tractions violentes exercées sur le veau, fait paraître le cas grave ; cependant, en l'absence de toute autre cause dystocique, cette gravité n'est qu'apparente. J'en ai toujours triomphé très facilement au grand étonnement des assistants, lorsque j'ai été appelé, non pas pour vêler la vache, mais pour démonter un veau qu'on ne pouvait avoir.

Que se passe-t-il en effet ? Si le veau est de fortes dimensions et les membres antérieurs volumineux, la tête, trop développée, ne ne peut franchir le détroit antérieur en même temps que les avant-bras sur lesquels elle repose ; elle vient buter contre les branches montantes de l'ilium ; sous l'influence des efforts de la mère et des tractions des aides, elle se trouve refoulée en avant, elle dévie, « tombe dans la mamelle », disent les propriétaires. Elle constitue, dès lors, un obstacle absolu à la sortie du produit dans cette position. La seule indication à remplir est donc de la ramener en bonne position, de l'engager dans le détroit antérieur, et de le lui faire franchir avant que la masse des avant-bras et des bras y arrivent.

Pour ce faire, je commence par fixer un lacs aux membres antérieurs, au-dessus du boulet, puis je vais chercher la tête ; elle n'est jamais très loin et la main peut la saisir. Je passe en arrière des oreilles un lacs solide, muni d'une anse de suffisante dimension pour embrasser la nuque, puis je fais tirer sur ce lacs pendant que je dirige l'extrémité inférieure de la tête, de façon à la ramener vers l'entrée du bassin, et à lui faire franchir le détroit antérieur. Si le bassin me semble très étroit, je complète la prise de la tête déjà enserrée dans ce lacs faisant office de licol de SCHAACK, en fixant des crochets dans les orbites ; ils aident puissamment à la faire pénétrer dans le bassin. Ce résultat obtenu, je fais cesser de tirer ; à ce niveau, la tête ne peut plus dévier ; puis, je commande aux aides d'allonger le plus possible, les deux membres, mais l'un après l'autre, par des tractions douces et soutenues, et bientôt le nez se présente à la vulve. Pour éviter de la déchirer, je fais à nouveau cesser les tractions sur les membres et recommencer celles sur la tête que je dégage, au fur et à mesure, en refoulant les lèvres de la vulve. Aussitôt que la tête est sortie, le vêlage s'achève sans la moindre difficulté, si d'autres causes ne s'y opposent pas.

Je tiens à faire ici une recommandation extrêmement importante : ne jamais amener la tête dans le bassin sans avoir, au préalable, fixé des lacs aux membres qui se trouvent déjà dans le passage. Les aides s'apercevraient vite d'une faute aussi lourde. Ce serait s'exposer à ne plus pouvoir saisir les membres quand la tête est engagée, et ce serait encore rendre impossible l'extraction, par rétention d'un membre en bonne position et qu'on aura laissé échapper. A la difficulté provenant de la tête, on en aurait substitué une autre plus grave, insurmontable même, autrement que par l'embryotomie.

Il est nécessaire, quelquefois, de rectifier la position du produit, après qu'on a amené la tête et les membres en extension dans le bassin, et de lui faire subir un commencement de rotation afin de faire, autant que possible, coïncider parallèlement les plans vertébro-sternal du sujet et sacro-pubien de la mère. Cette précaution est indispensable quand le bassin n'a que d'assez faibles diamètres.

Voici comment on peut y arriver : un exemple animera la démonstration.

Supposons une présentation antérieure, position vertébro-iliale gauche. Si on tentait l'extraction dans cette position, on risquerait fort de ne pas obtenir le veau, surtout s'il était assez volumineux ; on fatiguerait la mère par des tractions inutiles et on compromettrait la vie du produit. Il faut lui faire prendre la position vertébro-sacrée. Le bras gauche introduit, la main ira s'appuyer sur l'épaule droite et y exercera une pression énergique de gauche à droite et de bas en haut, pour rapprocher le garrot du sacrum, tandis que des aides tireront avec vigueur sur le membre gauche, mais obliquement à gauche et en bas. Sous l'influence de ces deux manœuvres, la rotation se fera sans difficulté.

Mais, il arrive fréquemment que la tête, inclinée sur un côté ou sur l'autre, ne reprend pas sa position normale, se tord, et que les efforts de la main pour obtenir son redressement sont insuffisants. On peut s'aider d'un lacs passé en arrière des oreilles ; et, quand ce moyen ne réussit pas, il est nécessaire d'implanter les crochets mousses dans les orbites et de faire tirer d'abord sur le crochet opposé au côté de l'inclinaison de la tête. Supposons, en effet, la tête inclinée dans le flanc gauche de la mère, le front tourné vers cette région, et l'auge vers le flanc droit. Si on fait tirer sur le lacs passé derrière les oreilles, on verra la tête se tordre encore et prendre une position complètement renversée, le dessous des ganaches dirigé en haut. Si, après avoir placé les crochets, on fait tirer sur celui de l'orbite gauche, on obtiendra le même résultat, quelquefois même la torsion s'accentuera davantage. Si, au contraire, on tire obliquement en arrière et à droite sur le crochet implanté dans l'orbite droite, la tête se redressera. On y aidera en pressant le plus possible, avec la main sur la joue gauche du sujet et en faisant tirer sur le deuxième crochet.

Il est même des cas où la difficulté est telle qu'il est nécessaire de recourir au moyen suivant (fig. 22) : le lien du crochet implanté dans l'orbite gauche est ramené sur la joue gauche, la contourne, passe au-dessous de la ganache en arrière du bord postérieur du maxillaire droit, puis en arrière de l'oreille droite. Là, on le fait maintenir par un repoussoir ou un porte-lacs qui remplit en même temps l'office de poulie de renvoi, tandis qu'on exerce, du dehors, une vigoureuse traction sur l'autre extrémité de ce lacs. La tête pivote et, ainsi ramenée en bonne position, elle s'engage dans le bassin. Il est bien entendu

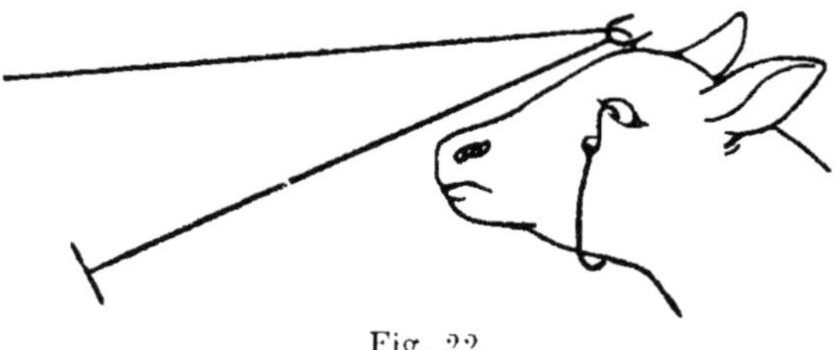

Fig. 22.

que la main de l'opérateur devra rester appuyée au niveau de l'orbite et du porte-lacs pour se rendre compte du mouvement et veiller à ce qu'il ne se produise aucune déchirure des organes, si le crochet ou le repoussoir venaient à se déplacer.

Lorsque le produit est mort, j'introduis un crochet long et pointu par la bouche et l'enfonce en tournant, jusque dans la gorge, pour le fixer en arrière du voile du palais ; la prise est puissante. Au moyen d'un bâton placé dans l'anneau du crochet, les aides exercent une torsion de gauche à droite ; la tête se relève et on parfait le redressement en faisant tirer sur les crochets placés dans les orbites, ou sur le lacs passé en arrière des oreilles. Si tout échoue, il ne reste plus qu'à pratiquer l'embryotomie.

3° Obstacles provenant des membres postérieurs.

Aux obstacles dus à une mauvaise position soit de la tête ou des membres de devant, soit, en même temps de toutes ces parties, il peut s'ajouter, dans la présentation antérieure, une position vicieuse des membres de derrière. Au lieu que ceux-ci soient normalement fléchis et tout prêts à s'étendre, on les rencontre en abduction forcée ou repliés sous le ventre et dirigés vers le bassin, à tel point que les sabots sont presque aussi avancés que ceux des membres de devant, ou bien 'encore ils sont encapuchonnés dans un repli de la matrice. Ces trois genres d'obstacles sont généralement graves et parfois de nature à rendre impossible la sortie du produit autrement que par les moyens extrêmes.

a) Premier cas : Abduction forcée.

L'accouchement va bien jusqu'aux reins exclusivement ; mais, quand ils sont arrivés dans le bassin, il est impossible de faire progresser davantage le sujet, malgré les tractions. C'est que le train postérieur s'arc-boute contre les parois du bassin. La difficulté est si grande, le plus souvent, que pour la vaincre il faut des moyens chirurgicaux.

Chassaing, de Pamiers, a indiqué (mémoire couronné par la Société centrale de Médecine vétérinaire, 1890) que l'obstacle apporté par le train postérieur avait pour cause l'abduction de ces membres au niveau des cuisses, et l'épaulement des rotules contre les branches de l'ilium. Il dut faire tirer perpendiculairement à l'axe longitudinal de la vache, et parallèlement aux membres postérieurs, puis il recourut à l'éventration.

Dans une circonstance analogue, Champagne, de Montmirail, put obtenir le veau en plaçant un crochet mousse dans l'anus, ce qui eut pour effet de soulever la croupe, et de rapprocher les deux régions rotuliennes (*R. M. V.*, 15 mars 1890).

Il n'y a pas lieu de discuter ici les théories des auteurs ; les uns, tel Canu, ont attribué cette dystocie à un mouvement d'abduction forcée des membres postérieurs déterminant un engagement des grassets sur les branches montantes de l'ilium ; les autres, tel Violet, ont accusé le volume excessif des articulations fémoro-tibiales en extension . « La dystocie, dit ce dernier, est exclusivement due au volume exagéré des articulations fémoro-tibiales en extension ; si on l'observe rarement, c'est que, d'ordinaire, ces deux articulations ne franchissent pas le détroit antérieur en même temps ; qu'au contraire, il y a chevauchement de l'une sur l'autre, de telle sorte que le passage à travers le détroit antérieur n'a pas lieu tout à fait en même temps. » Il me semble difficile d'admettre cette opinion : j'ai, assez souvent, rencontré cette anomalie sans avoir jamais remarqué l'excès de volume des articulations fémoro-tibiales ; je reste convaincu qu'elles peuvent franchir couramment le détroit quand elles sont normales et qu'il n'est nullement besoin qu'elles y soient amenées l'une après l'autre.

Pour vaincre l'obstacle du grasset ou des hanches butant contre les parois antérieures du bassin, DAPREY passe une corde sur le garrot ; les chefs, noués sous le ventre en arrière des coudes, sont ramenés entre les membres antérieurs, puis en arrière vers le garrot où on les fixe. Avec un bâton, on fait opérer au corps fœtal un mouvement de torsion.

Ce procédé est le même que celui de HUE décrit par M. le Professeur MOUSSU, dans son cours d'obstétrique.

FORT, de Tostes, déjà cité, pense que l'on peut, en pareil cas, accoucher la jument après l'extension d'un seul membre dans le bassin.

Quelquefois on surmonte la difficulté assez aisément, en changeant la position de la mère ; on écarte ses membres postérieurs et on fait exécuter, à celui opposé au côté sur lequel elle est couchée, des mouvements alternatifs d'extension et de raccourcissement en avant et en arrière, tandis que les aides tirent vigoureusement sur le produit. D'autres fois, il suffit de la mettre en décubitus dorsal. Mais, le plus souvent, au moyen d'une serviette ou d'un lien fortement serrés sur la région lombaire, on fait tourner sur elle-même, la partie du fœtus encore engagée dans le bassin, de façon à changer les rapports entre le bassin de la mère et les régions rotuliennes du sujet.

GOBBELS-COPETTE, dans un cas semblable, dut employer le procédé de DESSART, pour terminer l'accouchement ; implanter dans la poitrine un pieu effilé dont il se servit comme d'un levier pour opérer le redressement.

Cette méthode n'est guère à conseiller, d'autant plus que, souvent, le produit vit encore. Avant de recourir aux extrêmes, il vaut mieux agir comme l'indique CHAMPAGNE, et, si rien ne réussit, il ne faut pas épuiser davantage la mère par des tractions trop violentes. C'est à l'embryotomie qu'il faut en appeler. Je n'hésite jamais à faire la détroncation au niveau des lombes, et à exécuter la version du train postérieur resté dans la matrice ; je ne réunis même pas toujours la peau en un moignon pour éviter de froisser les organes internes de la mère ; cette opération facile est très vite exécutée, et elle permet de terminer rapidement la parturition avec le minimum de danger pour la parturiente. Je ne saurais trop engager mes confrères à y recourir sans attendre, dès qu'ils ont jugé l'obtention du produit impossible ou dangereuse par les autres moyens, car, si le produit vit encore, les tractions amènent fatalement sa mort, au cours de ces manœuvres ou après sa sortie.

On a, il est vrai, conseillé de passer la main entre le corps du produit et les voies génitales de la mère, pour aller rapprocher les membres du tronc. Mais, c'est là une manœuvre impossible à exécuter, la plupart du temps : le bras est paralysé par la compression qu'il subit ; il reste sans forces, juste au moment où, arrivé au niveau des rotules, on voudrait obtenir ce rapprochement.

DEUXIÈME CAS : MEMBRES REPLIÉS SOUS LE VENTRE.

Lorsque les membres postérieurs sont repliés sous le ventre et dirigés vers le bassin de la mère, on se trouve devant l'une des dystocies les plus difficiles et les plus graves. Cependant, le propriétaire — il a fait l'exploration — rencontrant à la fois la tête et deux, trois ou quatre membres inégalement allongés dans le bassin, n'ose intervenir, et, sans tarder, fait appeler son vétérinaire. Si celui-ci peut arriver avant que les efforts de la mère aient trop engagé les parties qui se présentent, il lui suffira souvent d'opérer la version en repoussant le plus loin possible la tête et les membres antérieurs ; il obtiendra le produit vivant quand il s'agira de la vache. Bien des fois, j'ai employé ce procédé avec succès.

Chez la jument, la difficulté est beaucoup plus grande, en raison de ses efforts violents et de la longueur des rayons des membres. Néanmoins, le vétérinaire doit en triompher, fût-ce au prix des plus grandes fatigues ; il opérera, avec la main placée sur le sternum du poulain, une contre-extension vigoureuse, tandis que des aides tireront légèrement sur les membres postérieurs auxquels il aura, au préalable, fixé des lacs. Je recommande de placer la mère sur un plan aussi incliné que possible, parce que cette position diminue ses efforts et refoule vers le fond de la matrice, les parties qu'il s'agit d'y faire pénétrer. Ce serait, sinon une faute, du moins une grave imprudence de tenter la version en refoulant le train postérieur. On risquerait de ne pouvoir étendre complètement les membres ; ils pourraient s'arc-bouter contre le pubis au moment des tractions et déchirer la matrice.

Mais, lorsque l'accoucheur est appelé tardivement et qu'il trouve les membres antérieurs et la tête déjà sortis en partie, avec un ou les deux membres postérieurs dans cette position défectueuse, il n'y a plus de version praticable et il est impossible de refouler les membres postérieurs. Les moyens à employer varient selon les circonstances. Si le bassin de la mère est très ample, le poulain peu volumineux, on peut tenter l'extraction forcée. Voici comment je procède :

Je prends un lien extrêmement solide ; j'y fais une anse, en passant un des bouts dans l'anneau de l'autre extrémité ; puis, je l'introduis autour du corps du fœtus en m'aidant, si c'est nécessaire, du porte-lacs et je le fais glisser à la fois jusqu'aux reins et immédiatement en arrière de la corde du jarret. Je place alors le porte-lacs au point où le chef de la corde passe dans l'anneau, et je le maintiens là pendant qu'on tire assez pour enserrer ce lacs sur le corps du sujet ; autrement les tractions feraient glisser le lien en arrière et tout serait à recommencer. Ainsi disposé, le lien accole les deux membres postérieurs sous le corps du fœtus, en position d'extension absolue et efface la pointe des jarrets. Il n'y a plus qu'à faire tirer sur le lien, la mère étant soutenue de la façon déjà décrite. Mais, afin de bien diriger les tractions qui devront être très fortes, et par précaution, j'implante encore un solide crochet dans l'anus. Des bras vigoureux amènent le produit tout entier. J'ai pu, de cette façon, terminer une parturition et sauver la mère qui poulina seule, les années suivantes. Mais il faut que la mère ait un très large bassin. Autrement, je conseille de recourir au procédé de CANU, de Torigny (Manche), c'est-à-dire « amputer toute la portion sortie qu'on tâchera, par des tractions énergiques, de rendre aussi grande que possible ; réunir la peau en un moignon, refouler le reste dans la matrice, et ramener le produit par les membres postérieurs ».

REMONDEAU, vétérinaire au Blanc (Indre), a rencontré un cas bizarre chez une ânesse : présentation antérieure vertébro-sacrée avec le petit sorti jusqu'au milieu du corps, un membre postérieur couché longitudinalement sur le dos. L'enroulement du cordon ombilical autour des membres de derrière les avait fait dévier de leur position normale, pendant la gestation. Ne pouvant refouler le membre, et ne sachant à quoi attribuer l'irréductibilité d'un fœtus sorti jusqu'aux reins, REMONDEAU fit la détroncation et acheva le part au moyen de la version. L'ânesse survécut.

DHUS, de Melun, a rapporté (*R. M. V.*, 1876) un cas de présentation antérieure vertébro-sacrée du poulain, avec encolure renversée sur le tronc, ainsi qu'un membre de derrière étendu sous le ventre et engagé dans le bassin. Il amputa les membres de devant, à l'articulation radio-carpienne, les refoula et fit tirer sur le membre postérieur pour faire la version. Il put ainsi obtenir l'autre postérieur et terminer le poulinage ; mais la mère mourut d'une déchirure de la matrice produite par l'un ou l'autre des moignons antérieurs. Aussi DHUS condamne-t-il ce procédé, pour conseiller l'arrachement des membres antérieurs et l'extraction forcée du produit dans la position qu'il occupe.

c) TROISIÈME CAS : MEMBRES POSTÉRIEURS ENCAPUCHONNÉS.

Les membres postérieurs peuvent encore être encapuchonnés dans un diverticulum de la matrice, ce qui ajoute une difficulté de plus à celle de leur position anormale.

BRISSOT, de Suippes, en a observé un cas. Il s'agissait d'une présentation antérieure, position vertébro-iliale droite, membres fléchis sous le corps, séparés de lui par un repli de l'utérus et venant, en outre, buter contre le bord antérieur du pubis ; ajoutez-y une rétropulsion utérine, le renversement partiel du vagin et un déplacement de la vessie. Pour faire la parturition dans un cas aussi défavorable, BRISSOT opéra d'abord le désenclavement des membres de derrière. Il s'en suivit une présentation transversale sterno-abdominale, position céphalo-iliale droite. La version postérieure lui permit ensuite de mener à bien l'accouchement. Assurément que, dans ce cas, comme l'indique M. le Professeur MOUSSU, si ce praticien avait donné à ses aides la tête et les membres de devant à maintenir, pendant qu'il produisait ce désenclavement des postérieurs, il n'aurait eu à faire ni version, ni présentation transversale sterno-abdominale.

II. — Présentations postérieures.

Bien que la présentation postérieure soit une présentation normale, quand les membres sont en bonne position, il est rare que l'accouchement s'effectue sans que l'on soit obligé d'aider aux efforts impuissants de la mère. Une intervention prompte est même indispensable, tant il est urgent de terminer vite la parturition. Le sujet, surtout le poulain, meurt à bref délai dans cette situation. Quand les eaux sont rompues depuis déjà quelque temps, la sécheresse de la peau et l'inclinaison à rebrousse-poil du tégument sont considérés comme des obstacles nécessitant des efforts plus violents de la mère et aussi des aides.

Cependant, cette présentation postérieure n'offre généralement rien de difficile, en dehors de toute cause de dystocie. Elle réclame toutefois plus d'attention de l'opérateur qui, au premier abord, voyant la direction des sabots, serait tenté de croire que le sujet est en présentation antérieure, position vertébro-pubienne. Aussi doit-il, avant d'appliquer les lacs, reconnaître avec la main, aussi profondément qu'il est nécessaire, à quels membres il aura affaire ; il laisse glisser sa main le long des canons ; la rencontre des jarrets le renseigne. Si cela ne suffit pas, une exploration plus complète devient indispensable. Le praticien peut se trouver, en effet, en présence d'une gestation gémellaire et il doit s'assurer avant tout et toujours, que les membres qu'il touche appartiennent bien au même animal.

Afin d'éviter les déchirures de la matrice, ou des parois vaginales, déchirures rendues faciles par la position des onglons, l'opérateur dirigera les membres, en les tenant dans sa main, jusqu'à leur sortie de la vulve et y placera des lacs. Si des efforts considérables sont nécessaires, soit à cause du volume du produit, soit parce que le bassin présente une certaine étroitesse, je conseille de placer des lacs au-dessus des jarrets, et, quand le sujet est mort, de lui appliquer autour des reins, un lien à nœud coulant embrassant toute la région.

Il est encore une précaution que le vétérinaire ne doit pas négliger à ce moment-là : c'est de s'assurer que la queue du produit est bien en place et non recourbée sur la croupe, comme cela arrive fréquemment ; elle apporterait un obstacle à la sortie ; et, quand elle apparaîtrait à la vulve. les aides s'apercevraient d'une négligence dont la conséquence pourrait occasionner la rupture de cet appendice.

Il est bon de faire tirer d'abord successivement sur chacun des membres, de façon à les allonger, l'un après l'autre, aussi complètement que possible ; j'y ai toujours trouvé un grand avantage, et il m'a paru que la sortie du produit en était grandement facilitée. Ensuite, on tire en même temps sur tous les deux, après avoir assujetti la mère avec une avaloire, à moins qu'on ne se serve d'un appareil produisant lui-même la contre-extension.

Dans les cas de présentation lombo-iliale, on peut quelquefois obtenir le produit sans le faire pivoter ; les circonstances guident le praticien qui doit s'assurer des dimensions du sujet par rapport aux diamètres du bassin, en faisant avec la main le tour du corps du fœtus. Si l'on croit que l'étroitesse du bassin doive être une cause d'obstacle, mieux vaudra replacer immédiatement le sujet en position lombo-sacrée, ainsi que je l'ai expliqué dans le cas de présentation antérieure, position vertébro-iliale ; des tractions en sens contraire de l'obliquité du corps du fœtus, sur un lacs placé au membre de derrière opposé à celui sur lequel le produit est couché, aideront puissamment les efforts de la main appuyée contre la cuisse de l'autre membre. On aura vite fait de faire reprendre au tronc la position lombo-sacrée.

Les difficultés résultant de cette présentation deviennent par contre très grandes lorsque les membres, au lieu d'être en bonne position, étendus dans le bassin, sont restés fléchis sous le corps, soit en partie, soit en totalité, soit que tous les deux occupent cette position ou bien qu'il n'y en ait qu'un seul.

L'obstacle à la libre sortie du produit résidant uniquement dans cette mauvaise direction des membres, il faut opérer leur redressement et les ramener étendus dans le canal vaginal. On y arrive assez aisément chez la vache ; plus difficilement chez la jument, et selon que les efforts de la mère ont, plus ou moins, engagé le fœtus dans le bassin.

Il faut tenir compte, dans cette présentation, de l'énorme volume des parties qui se présentent au détroit antérieur et qui les empêche de s'engager fortement. Il en résulte que leur refoulement vers le fond de la matrice peut être obtenu avec une facilité relative. Or, c'est la première chose à faire. Quelle que soit la position du produit, on ne le refoulera jamais trop complètement ; les autres manœuvres n'en seront que plus aisées. Mais il n'est pas indifférent de le faire dans telle ou telle direction. L'opérateur doit repousser le sujet en avant, en haut et vers le côté opposé à celui où se trouvent infléchis les membres, si ce sujet est en position lombo-iliale ; sur l'un ou l'autre côté, s'il est en position lombo-sacrée, suivant que l'accoucheur se sert, de préférence, de l'un ou l'autre bras.

Cela fait, il reste à développer les membres ; toujours il faut redresser le premier celui qui est l'inférieur par sa position ; autrement ou pourrait être très gêné par la présence de l'autre membre sur lequel on aurait opéré à tort. J'ai maintes fois reconnu l'exactitude de cette opinion et l'importance de la précaution, par la difficulté que j'éprouvais à redresser un membre qu'on n'avait pas étendu, pour ce seul motif qu'il aurait dû l'être le premier. Le praticien saisit à pleine main le canon et le pousse vigoureusement, le plus possible en avant et en haut du côté du corps du produit ; il tâche de l'étendre sur le jarret, en faisant basculer son poignet. Mais, il doit bien se garder de faire cet effort quand la mère pousse, sous peine de s'exposer à déchirer la matrice si violemment tendue dans ces moments ; au contraire, en combinant les tentatives plus ou moins nombreuses avec les moments de calme de la parturiente, il réussira généralement sans trop de mal.

Lorsque le membre est amené ainsi dans une direction transversale par rapport à l'axe du corps, on glisse aussitôt la main le long du canon jusqu'à son extrémité inférieure qu'on saisit tout entière, le pâturon fléchi et le pied entièrement dans la main, afin d'éviter les blessures des organes maternels. Alors on tire légèrement à soi, tout en repoussant vers le corps du sujet le membre qui s'étend et vient apparaître à la vulve. Le même moyen employé sur l'autre membre achève de supprimer la cause de dystocie et la parturition s'accomplit.

Mais la difficulté est parfois beaucoup plus grande : il arrive que le redressement des membres par ce seul procédé est impossible, notamment quand il s'agit du poulain dont les rayons osseux sont plus longs, et lorsque son arrière-train, plus anguleux que la croupe du veau, s'est engagé davantage dans le bassin. Le poulain ainsi placé est presque toujours mort quand le vétérinaire est appelé ; en tous cas, on ne peut guère espérer l'obtenir vivant.

Certains auteurs conseillent de fixer un lien au pâturon pour faire tirer légèrement dessus, au moment même où le praticien repousse avec sa main le canon ou le jarret le plus possible en avant et en haut. Ce procédé n'est pas sans avantages parfois, mais il expose à des déchirures mortelles pour la mère si, au moment de tirer, la contraction vient tendre les parois utérines sur le sabot du poulain.

J'indiquerai tout à l'heure, en parlant d'une autre complication, le moyen d'y parer en pareille circonstance, lorsqu'on ne parvient pas à redresser le membre par la seule force de la main.

J'ai rencontré à plusieurs reprises, chez la jument et aussi chez la vache, une complication résidant dans une sorte de repli de la matrice encapuchonnant le jarret fléchi. Les efforts de la mère ajoutent encore à cette difficulté. Pour dégager le jarret, il faut repousser le produit plus en avant s'il est possible, ou bien suivre l'indication donnée par ROBERT, de Longwy, qui conseille (*R. M. V.*, 1894) « de coucher la mère sur le côté du membre ainsi encapuchonné, pour voir disparaître ce repli et permettre de faire la parturition ».

Sinon, pour arriver à saisir le jarret, le praticien doit introduire la main entre cette partie du membre et le repli membraneux ; quand il tient bien la corde du jarret, il fait glisser ce repli utérin sur le dos de la main en tirant fortement et en faisant basculer son poignet. Quelquefois il faut commencer par introduire la main entre la matrice et la jambe du poulain, glisser jusque sur le jarret, en ayant soin de placer la main en supination, c'est-à-dire la paume embrassant le membre. On peut ainsi effacer progressivement le repli de la matrice.

Mais le succès ne couronne pas toujours les efforts inouïs que fait l'opérateur pour dégager le membre logé dans le cul-de-sac. CHAMPAGNE, de Montmirail, relate (*R. M. V.*, du 15 avril 1923) l'observation d'un part laborieux chez une jument, avec présentation transversale et cul-de-sac utérin anormal formé pendant la gestation, logeant un membre fléchi au jarret, jusqu'au milieu de la jambe. Toutes ses tentatives pour ramener le membre en bonne position échouèrent et la jument fut sacrifiée.

Ces indications se réfèrent aux cas de flexion incomplète des membres postérieurs sous le corps, et qu'il est facile — ou en tout cas possible — de redresser sans le secours d'un aide. Mais, quand ils sont totalement étendus sous l'abdomen, on se trouve devant l'une des plus grandes difficultés obstétricales ; le poids du produit ajoute encore à la cause de dystocie, l'opérateur s'épuise en vains efforts. Il ne faut pas hésiter à recourir à l'aide le plus intelligent. Que les jeunes n'hésitent pas à prendre ce parti, sans crainte de se diminuer aux yeux des assistants. Bien au contraire, on les en appréciera davantage.

Voici comment j'opère, et je ne saurais trop recommander aux débutants de suivre mon exemple : Au moment des tractions, ils pourront lutter avantageusement contre la tendance du corps à suivre le membre sur lequel on tire ; et, sans dépenser eux-mêmes une force trop considérable, ils l'empêcheront de venir s'enfoncer dans le bassin :

1° Supposons que les membres sont seulement fléchis au jarret ; nous nous plaçons, mon aide et moi, dos à dos et introduisons, l'un après l'autre, lui le bras droit, moi le bras gauche ou inversement. Tandis qu'il maintient le jarret, tout en le refoulant le plus loin possible, en avant et en bas, je saisis, au plus près du boulet, le canon à pleine main ; je m'efforce de l'amener à moi, en le faisant basculer sur le jarret, non par une traction directe mais en décrivant un arc de cercle dont le centre serait le jarret ; la direction première est le flanc de la mère et non la région lombaire. La même indication s'impose pour l'autre membre. J'ai pu ainsi achever des parturitions très laborieuses, après des empiriques qui avaient abandonné la partie.

2° Lorsque la raideur du membre complètement allongé et l'impossibilité de fléchir le jarret empêchent tout résultat, j'implante un crochet long et pointu sur la corde du jarret. Mon aide introduit ensuite le bras et, avec la main, les doigts écartés, il saisit toute la partie du fœtus engagée dans le bassin. Me plaçant dos à dos avec lui, j'introduis le bras à mon tour, et je vais surveiller, avec la main, le point d'implantation du crochet. Ensuite je commande aux aides de tirer légèrement, sans à-coup, sur le lacs du crochet, pendant que mon auxiliaire repousse de toutes ses forces le fœtus vers le flanc de la mère. Si le crochet résiste, j'obtiens ainsi le jarret fléchi que j'amène en avant du bassin où je le fais maintenir par une corde. On recommence de la même manière sur l'autre membre et les canons s'étendent enfin sur les jarrets comme je l'ai indiqué.

Il ne faut pas hésiter à utiliser le secours d'un aide, quand on n'a pas la force suffisante et que l'on sait que la présence de

deux mains dans le corps de la mère serait nécessaire ; deux bras
sont moins volumineux que le corps du produit et ne peuvent
occasionner de blessure.

Quand ces moyens ont échoué et que la mère est épuisée, il
faut se hâter de terminer l'accouchement pour tâcher de la sauver, sans se préoccuper du fœtus qui, d'ailleurs, est presque
toujours mort à ce moment. Avant de recourir aux procédés chirurgicaux, je ne manque pas de tenter une dernière chance.

Je fais placer la mère en décubitus dorsal et élever autant que
possible son arrière-train sur un lit de paille. Le fœtus se trouve
ainsi refoulé davantage en avant, sans être, pour cela, plus éloigné de la main de l'opérateur. C'est dans cette position que je
vais à la recherche des jarrets. J'essaie de passer un lacs autour
du canon, immédiatement au-dessous du jarret et je l'y enserre
bien. Si je ne puis y arriver, même avec le porte-lacs, j'ai recours
au crochet que je place sur la corde du jarret, ou bien j'emploie
un grand crochet mousse passé dans le pli du jarret. De cette
manière, je peux parfois amener plus facilement le jarret qui
n'est pas comprimé par le poids du corps du produit, et j'achève
le redressement du premier membre, avant d'agir de même sur
l'autre.

Tous ces moyens conviennent, ce sont les circonstances qui
indiquent au praticien celui auquel il devra donner la préférence.

Quand on a tout tenté sans succès, il faut essayer encore l'extraction forcée du sujet dans cette position, en opérant avec des
liens comme je l'ai indiqué précédemment, c'est-à-dire en introduisant autour du corps du fœtus, jusqu'au niveau des lombes,
immédiatement en arrière de la corde du jarret, un lien qu'on
enserre le plus possible, de façon à bien y accoler les deux
membres postérieurs en position d'extension absolue. La pointe
des jarrets est ainsi effacée, et, par mesure de précaution, on
implante un solide crochet sur le bord antérieur du pubis. Le
sujet ainsi ficelé peut, dans certains cas, être obtenu par l'extraction forcée, et la mère sauvée.

Si on n'aboutit pas, il faut faire l'avulsion des membres.

JOUQUAN et DAUTHUILLE, en 1897, ont eu affaire à une présentation de la queue et des jarrets chez la jument ; voici leur
relation :

« Je me propose, dit l'un d'eux, de déplier le canon sur la

jambe, et de l'étendre dans le canal pelvien. Auparavant, je tiens à glisser un lacs le plus bas possible au-dessous du jarret. Je commence par le jarret droit, à cause de la commodité. En évitant les enveloppes fœtales qui m'empêtrent les doigts, en suivant l'ouverture faite à la poche des eaux, j'arrive à pousser notre passe-lacs entre le tibia et le canon ; je pose un crochet dans l'olive du passe-lacs et j'ai bientôt un lacs qui enserre le canon, à une bonne main au-dessous du jarret. Je fais tirer légèrement sur ce lacs, et en même temps, par un vigoureux effort du poignet sur le canon, en haut et en dehors, le canon se détend et s'allonge dans le canal pelvien. On remarquera que je n'ai fait aucun repoussement ; il y avait trop d'efforts expulsifs ; en voulant l'effectuer, je n'aurais qu'activé la progression du fœtus. En général, le repoussement est toujours malheureux ou impossible chez la jument ; il en est autrement chez la vache où l'on fait ce que l'on veut. Chez la jument, il faut accoucher dans la position qui existe.

« Donc, je passe un autre lacs dans le pli du jarret gauche, avec l'aide du passe-lacs, aussi rapidement que je l'avais fait pour le premier jarret ; mais les efforts continus de la mère et, peut-être, la manœuvre de tout à l'heure, ont fait engager un peu plus avant ce jarret, il y a de l'enclavement, il y en a trop, et je ne parviens pas à l'étendre. Sans insister autrement, sans tenter un repoussement en masse, impossible et dangereux pour la mère, à cause des poussées continuelles, je me propose de l'accoucher sans autre manipulation.

« J'ai donc un membre postérieur étendu dans le canal pelvien, et un lacs dans le jarret replié et c'est suffisant. J'applique quatre aides, de solides gaillards, sur le membre étendu, et un seul sur le lacs du jarret ployé ; c'est que je crains un froissement des voies maternelles par la force qui aurait tendance à ouvrir le canon sur le jarret. J'introduis la main sous ce jarret, et je commande de tirer progressivement. J'obtiens le fœtus. Il était mort ; la jument survécut et l'accouchement n'eut pas de suite.

« Je fus assez heureux, je l'avoue, pour arriver à déployer un jarret. Au cas où la chose m'eût été impossible, j'aurais passé un lacs à chaque jarret, et j'aurais effectué l'extraction forcée de cette manière. La désarticulation des jarrets est longue et pénible pour l'opérateur et pour l'opérée qu'elle fatigue ; si l'on considère que pour amener la pointe d'un seul jarret au niveau de la vulve, il faut de six à huit hommes, on optera le plus souvent, pour l'extraction forcée, voire à l'aide d'un treuil. Souvent, bien souvent, cette extraction forcée par le treuil est suivie de succès. Mais le praticien reste seul juge de la méthode qu'il devra choisir ; il n'y a rien d'absolu en obstétrique. »

Esmieu, vétérinaire à Torigny (Manche), a observé, en 1910, un cas de dystocie dû à la contracture des membres du fœtus ; dans l'impossibilité d'étendre les membres, il eut recours à l'extraction forcée à l'aide d'un palan et réussit à sauver la mère.

Petit, dans la *Revue vétérinaire* de 1900, relate le cas d'une déchirure de l'utérus chez une vache. Le fœtus est en présentation postérieure, position lombo-sacrée. En outre, il existe en avant du pubis gauche une large déchirure de l'utérus, dirigée perpendiculairement au grand axe de l'organe. Elle mesure 10 centimètres environ et permet facilement le passage de la main entière dans la cavité abdominale. Au lieu de pratiquer le refoulement du fœtus en avant, pour amener les membres postérieurs en extension, ce qui eût agrandi la déchirure utérine, M. Petit, selon les préceptes de Violet, sectionne les deux cordes des jarrets, ce qui lui permet d'étendre les tibias sur les fémurs, et de terminer facilement l'accouchement..... Après la mise-bas, la cavité utérine fut détergée à sec et aseptisée, dans la mesure du possible, au moyen de tampons de coton iodoformé. L'auteur fit administrer à la parturiente 100 grammes de teinture de Caramija ; la délivrance eut lieu le lendemain ; trois jours après, la plaie utérine était complètement oblitérée, et on put faire sans danger des injections antiseptiques dans la matrice. La guérison était complète le douzième jour.

Filliatre, de Pavilly (1901), trouvant une présentation par les fesses, les membres postérieurs retenus sous le ventre, pratique, aussi bien chez la jument que chez une vache primipare, la section des jarrets avec l'embryotome de Pflanz et obtient facilement le produit.

Van den Eeckaart (1903), ayant affaire à une présentation postérieure avec les membres pelviens totalement déviés sous le corps, procède de la façon suivante : Au lieu d'essayer, comme d'habitude, le redressement des membres, et au lieu de recourir à l'embryotomie, si la manœuvre est impossible, il conseille l'extraction du veau dans sa position anormale ; il place un lacs dans chaque plat de cuisse et fait tirer parallèlement sur ces deux lacs ; la résistance est vaincue généralement par les efforts lents et soutenus de quatre hommes. L'auteur n'a jamais constaté des suites fâcheuses en opérant ainsi, et, très souvent il a obtenu le veau vivant. Il estime que l'embryotomie ne doit être pratiquée que dans les cas de gigantisme du produit, ou d'étroitesse des voies de passage de la mère..... Enfin, il est de plus en plus convaincu de l'utilité de l'anesthésie générale dans les parts laborieux chez la jument.

III. — Présentations transversales.

Les difficultés que l'on rencontre dans les cas de présentation transversale peuvent être rattachées à celles que nous connaissons déjà ; voici pourquoi :

Qu'il s'agisse d'une présentation dorso-lombaire ou sterno-abdominale, et d'une position céphalo-iliale droite ou gauche, toujours ou presque toujours les manœuvres auxquelles le praticien devra recourir lui permettront de transformer la présentation en l'une quelconque de celles que nous avons passées en revue. Il devra seulement réfléchir avant de décider de ce qu'il croira être plus facile et le plus favorable à l'issue heureuse de la parturition. Mais il n'en est pas moins exact que les difficultés sont toujours très graves, très difficiles à surmonter.

Pour bien s'en rendre compte, il faut les considérer à différents degrés :

Lorsque les dimensions du bassin et le volume du fœtus sont tels que l'opérateur puisse facilement faire opérer au sujet une version, c'est-à-dire une sorte de rotation ramenant l'avant-main ou l'arrière-main en bonne présentation, le cas n'offre rien de grave, les présentations transversales sont facilement converties, de cette façon, en l'une quelconque des présentations antérieure ou postérieure. Les mêmes moyens indiqués permettent de terminer l'accouchement.

C'est d'ailleurs le conseil que donne le professeur THOMASSEN, d'Utrecht, qui a dû recourir à l'embryotomie dans un cas de présentation semi-transversale avec les deux membres antérieurs repliés et enfoncés dans une espèce de cul-de-sac de la matrice. « Il faut, dit-il, s'efforcer de faire la version ; atteindre les membres postérieurs et exécuter sur eux des tractions qui permettront de faire pirouetter le fœtus. »

Dans l'espèce, ce sont là les circonstances heureuses, mais aussi de beaucoup les plus rares.

Le plus souvent, des efforts expulsifs trop violents ont amené dans l'excavation du bassin le fœtus, le corps replié ou bien les quatre membres avec ou sans la tête ; ou encore celle-ci et un ou plusieurs membres. La version peut être rendue impossible ; il faut alors user des procédés chirurgicaux. Entre ces extrêmes, il se présente un grand nombre de cas dans lesquels on peut faire la version ; mais c'est au prix des plus grands efforts et de plusieurs heures de travail.

Qu'entend-on par version ?

La version consiste dans l'ensemble des changements à imprimer au corps du fœtus pour le remettre en bonne présentation.

La présentation transversale doit être ramenée à une présentation longitudinale antérieure ou postérieure avec l'une ou l'autre des différentes positions qu'elles comportent. On comprend, dès lors, l'impossibilité de donner des indications spéciales.

Les circonstances doivent guider l'accoucheur, lui dicter sa conduite. Je me contenterai donc de donner des indications générales ; le vétérinaire les utilisera au mieux des éventualités.

Je n'ai pas cru pouvoir mieux faire que de résumer quelques faits consignés dans le *Recueil*.

La version est, en général, assez facile. Mais auparavant, il faut s'assurer, par l'exploration, de la nature de la présentation et ne pas faire tirer sans s'être décidé pour telle modification à laquelle on va demander le succès de l'accouchement. Il faut aussi et toujours repousser obliquement la partie du corps qui doit sortir la dernière, c'est-à-dire refouler vers le flanc opposé à celui où se trouve la région qu'on veut saisir tout d'abord.

Lors d'une présentation des quatre membres, je considère, malgré l'opinion de DONNARIEIX, que c'est un moyen blâmable de désarticuler, à la jointure huméro-radiale, les membres antérieurs amenés successivement dans le bassin, comme l'indique SAINT-CYR (*Traité d'obstétrique*, édition 1875, p. 105). Jamais l'extrémité des membres antérieurs ne gêne, dans ce cas ; la main seule, appliquée contre le sternum et opérant une contre-extension énergique, permet de refouler l'avant-train, tandis qu'on amène l'arrière dans le bassin. Si la main n'est pas assez forte, on utilisera le repoussoir ou on y suppléera, séance tenante, en faisant raccourcir les branches d'une vulgaire fourche de bois.

Pour tirer sur les membres postérieurs et quand le basculement du fœtus est plus difficile qu'on ne le pensait, je conseille de placer les lacs au-dessus des jarrets ; pendant que la main, avec ou sans repoussoir, refoule autant que possible toute la partie antérieure du corps en avant et en bas, les aides tirent obliquement de haut en bas, mais seulement sur le membre de derrière en position supérieure. En même temps que le déploiement de la région, cette petite manœuvre détermine un début de redressement très favorable à la présentation souhaitée au plus tôt.

Lorsque le sujet est en présentation dorso-lombaire, l'indication est la même : refouler l'avant-main en avant et faire tirer sur les membres postérieurs.

Le praticien a plusieurs raisons de rechercher la version postérieure ; il n'a pas à se préoccuper de la tête ; il n'a pas à craindre de complication grave, comme celle de l'arrière-main, complication attribuée soit à l'abduction forcée des postérieurs, soit à l'excès de volume des articulations fémoro-tibiales. Enfin la flexion dans le même sens, du genou et du boulet antérieurs, rend leur refoulement plus facile et moins dangereux pour la mère.

Il est quelquefois nécessaire d'employer les crochets pour faire la version, principalement lorsque les membres ne sont pas accessibles à la main. On les implante où l'on peut, partout où il y a lieu d'avoir une prise solide ; dans les muscles, sur les os du bassin. En n'intéressant que la peau, on risquerait de la déchirer et de blesser grièvement les organes génitaux. Les blessures résultant de la pénétration des crochets dans les muscles guérissent vite.

Lorsque le vétérinaire est appelé assez à temps, et que le sujet est vivant, il doit chercher à l'obtenir vivant ; il n'emploiera tout d'abord que les moyens propices. Mais, le plus souvent, le fœtus est mort et il faut terminer au plus vite l'accouchement. Dans l'impossibilité, on recourra hardiment à l'embryotomie, suivant les indications que j'en donnerai plus loin.

THIERRY, vétérinaire à Ervy, a observé (*R. M. V.*, 1874) une présentation dorso-lombaire avec position céphalo-iliale droite ; le veau était mort depuis quelques jours. Il se servit de crochets implantés, l'un au flanc droit pour amener l'arrière-main dans le bassin, l'autre sur la région costale, le plus près de l'épaule pour faire la contre-extension. Pendant que des aides exécutaient simultanément ces deux manœuvres, il put saisir avec la main le membre postérieur gauche. Ayant fait retirer ses crochets, il plaça un lacs à ce membre et fit tirer. Malheureusement, le membre se rompit ; il fallut passer une corde dans le trou ovalaire gauche et implanter à nouveau le crochet dans les muscles lombaires, pour terminer le part, après trois heures de travail. La mère guérit.

Il me semble qu'au lieu de chercher le membre postérieur gauche du veau, le praticien aurait mieux fait d'aller, avec la main, pendant les premières tractions des aides, à la recherche du membre postérieur droit caché sous le corps ; ou bien, après avoir amené le gauche, il aurait pu faire coucher la mère sur le côté opposé pour obtenir le membre droit par le même moyen. Puis, après avoir ainsi amené les deux dans le bassin, il aurait placé un lien à chacun et un lacs autour des reins, afin d'avoir une bonne prise si ces membres s'étaient rompus.

Je ne conseille pas aux jeunes vétérinaires de faire tirer sur un membre, lorsque l'autre est en mauvaise position. On les critiquerait de procéder ainsi. Il ne faut pas oublier que les aides sont, en général, des cultivateurs exercés. Ils ont une certaine habitude des parturitions et ils admettraient difficilement qu'on veuille obtenir le produit par un seul membre.

RECORDON cite (*R. M. V.*, 1877) le fait d'une présentation sterno-abdominale, position céphalo-iliale gauche, la tête renversée en arrière. Ne pouvant refouler le veau dans un sens ni dans l'autre, il a recours à l'embryotomie pour arriver jusqu'à la tête qu'il n'avait pu saisir, et obtient ainsi le sujet. La mère qui, avant son arrivée, avait mis-bas un premier veau en bonne présentation et vivant, en donna un troisième, en bonne présentation, mais mort.

VERNERT (*R. M. V.*, 1877), dans un cas de présentation dorso-lombaire, position céphalo-iliale gauche, a pratiqué la version d'une manière différente : ayant pu saisir un genou, il l'a fixé avec un lacs ; puis, tirant sur ce lacs, pendant qu'avec l'autre main, il poussait sur la colonne vertébrale, de dessous en dessus, il a placé le veau en position sterno-pubienne, c'est-à-dire qu'il a roulé le veau, d'abord couché sur le côté gauche, en l'amenant sur le ventre, puis sur le côté droit, les membres engagés en arrière. Il a terminé cette parturition en refoulant les membres postérieurs après avoir saisi la tête et les deux membres antérieurs.

Le procédé est certainement à essayer, et quand le refoulement sera impossible, on pourra tenter de rouler le produit sur lui-même. Pour y arriver, si la main est impuissante, on utilisera les crochets. Mais il me paraît que le roulement en sens contraire serait plus facile ; on s'efforcera d'abord d'amener sur le dos le sujet couché sur le côté gauche en implantant un crochet dans les muscles abdominaux et intercostaux ; les membres ainsi placés sur le corps du fœtus, au lieu d'être pris en dessous, seront plus facilement saisis ; et, par des tractions sur le bipède antérieur ou sur le bipède postérieur, suivant les circonstances, on obtiendra une présentation antérieure ou une présentation postérieure. Il ne restera plus qu'à achever la parturition.

Piot-Bey, au Caire (*R. M. V.*, 1887), a pu mener à bien le part, chez une jument, en faisant la version antérieure ; la présentation était transversale par trois membres, position céphalo-iliale droite, la tête renversée sur les lombes.

Robcis relate (*R. M. V.*, 1885), une présentation transversale, le fœtus couché sur le sternum appuyé sur la partie inférieure de la matrice, et le dos vers la partie supérieure ; le côté droit s'engageant dans le canal pelvien, le côté gauche tourné vis-à-vis du fond de la matrice, l'encolure et la tête dans le flanc droit, la croupe dans le flanc gauche et repliée sur le côté gauche avec les quatre membres allongés en avant et en bas vers l'extrémité de la corne utérine. Après maintes tentatives infructueuse-pendant quatre heures, il obtint le veau qu'il réussit à ramener en présentation antérieuré. La vache guérit.

Jouquan et Dauthuille mentionnent (*R. M. V.*, 1897), une présentation transversale du veau par les quatre membres. Ils placent un lacs aux quatre membres, et tentent la version du train antérieur qu'ils réussissent à obtenir et terminent la parturition en utilisant la force d'un treuil. Ces auteurs ajoutent que s'ils n'avaient pu, par les seules forces du bras, obtenir le refoulement des membres antérieurs, ils auraient pris dans l'anse d'un lien les deux genoux bien enserrés ; et avec un repoussoir quelconque, ils auraient exécuté cette manœuvre.

Une autre fois, il leur fut impossible d'obtenir le refoulement, ils désarticulèrent les deux membres antérieurs aux genoux, les refoulèrent ensuite et obtinrent le veau ; mais la mère mourut, — ce qui prouve que deux cas pour ainsi dire semblables ne présentent pas les mêmes facilités ni les mêmes difficultés.

DEMARCY (*R. M. V.*, 1898), a observé une présentation sterno-abdominale d'un poulain, les membres antérieurs et un postérieur engagés dans le bassin, l'autre postérieur fléchi et replié, la tête sous l'épaule droite et inaccessible à la main. Après avoir tenté en vain la version antérieure et la version postérieure, il a dû recourir à l'embryotomie par l'avulsion des deux membres antérieurs.

ESMIEU (*R. M. V.*, 1902), relate une présentation sterno-abdominale, position céphalo-iliale gauche, chez la jument, avec renversement de la tête et de l'encolure sur le côté droit. Il fait l'avulsion des deux membres antérieurs, opère ensuite péniblement la version et sectionne la corde du jarret. La mère est sauvée ; le travail avait duré cinq heures.

NAUDIN rapporte (*R. M. V.*, 1903) un cas de présentation des quatre membres, la tête du poulain renversée sur le thorax. Ne pouvant ramener la tête ni opérer une version dans un sens ni dans l'autre, malgré l'anesthésie de la parturiente, il recourt, lui aussi, à l'embryotomie, et il préconise comme une excellente mesure l'anesthésie générale, dans les parts laborieux de la jument.

DROUIN (*R. M. V.*, 1903) a observé chez la jument une présentation sterno-abdominale, un membre antérieur dans le vagin et la tête dans le flanc gauche, repliée sur l'encolure. L'auteur opère le redressement de la tête et recherche le deuxième membre de devant ; mais il commet l'inadvertance de placer un lacs sur le postérieur qu'il rencontre à la portée de sa main et fait tirer sur les deux ; il reconnaît aussitôt son erreur ; malheureusement la version n'est plus possible et il pratique l'embryotomie. En terminant, il conseille de recourir, de préférence, à l'embryotomie des membres antérieurs.

FORT, de Tostes (*R. M. V.*, 1912) a vu très fréquemment chez la jument la présentation transversale sterno-abdominale. Il conseille de la transformer en présentation postérieure après désarticulation aux genoux, si le fœtus est mort.

Fafin, de Valognes, a publié (*R. M. V.*, 1910) le fait d'un poulain en présentation postérieure avec les quatre membres dans le passage. Il passe un lacs autour du corps, de façon à bien enserrer les membres antérieurs sur le thorax le long duquel ils étaient étendus, et de fortes tractions achèvent la parturition.

Je ne crois pas à une aussi grande fréquence de cette dystocie chez la jument. Elle est assez rare dans ma région tout au moins. La nécessité de la mutilation du produit pour faire la version ne m'apparaît pas davantage.

J'ai tenu à entrer dans d'assez longs développements quant aux nombreuses modalités des présentations transversales, et à relater les cas les plus intéressants qui ont été publiés ; mais je me suis abstenu de commentaires ; il me suffisait de faire connaître les manœuvres auxquelles il convient de recourir et les résultats que l'on peut en attendre.

IV. — Excès de volume.

Ce cas est fréquent ; moins cependant qu'autrefois, ai-je dit au début, parce que les femelles domestiques sont généralement livrées plus tard à l'étalon ; leur bassin a acquis, au moment du part, un développement suffisant.

L'indication formelle est de s'assurer des dimensions du fœtus, d'examiner avec attention si, avant de recourir à l'embryotomie, il n'y aurait pas possibilité d'obtenir le produit entier.

On ira donc palper le fœtus, reconnaître sa présentation, la position des membres et de la tête, et juger de ses dimensions par rapport à celles du bassin. Si une présentation dystocique ajoute encore à la difficulté du moment, on la rectifiera ; et, après avoir bien placé le fœtus, fixé des lacs aux membres et appliqué à la tête, s'il y a lieu, le licol simple que j'ai décrit, on tentera d'obtenir le sujet par des tractions énergiques, progressives, bien soutenues et surtout bien dirigées, car, ainsi que le dit Lecoq : « Une force médiocre et dirigée convenablement, fait souvent plus d'effet que des efforts considérables, mal dirigés et exercés en temps inopportun. » J'ai pu vérifier bien des fois la justesse de ces paroles ; que les jeunes praticiens les aient toujours présentes à la mémoire.

Il ne faut pas attendre, pour passer un lien derrière les oreilles, que la tête ait franchi le détroit antérieur ; l'application en est beaucoup plus facile quand celle-ci est encore au delà ; elle peut être extrêmement pénible quand la tête est engagée dans la filière pelvienne.

La mère doit être soutenue au moyen de l'avaloire, quand les tractions sont opérées par des aides ; je ne conseille pas de se livrer à des tractions sur la mère debout ; il est toujours facile de la coucher de force et, quand on l'a fait, de diriger ces tractions dans le sens le plus favorable. D'ailleurs, fût-elle debout, qu'elle finirait par se laisser tomber ; mieux vaut donc obtenir de suite cette position. Il est des femelles qui opposent une résistance extraordinaire aux tractions, tout en restant debout. C'est ainsi que, dans le cas signalé par CHAMPAGNE, de Montmirail, la jument est restée debout pendant les deux heures et demie que dura le travail, malgré les fatigues et la douleur provoquées par de multiples tentatives, reculant à bout de longe, tirant sur son licol, reculant encore, s'agitant, se défendant même ; se relevant aussitôt, dès qu'elle venait à tomber. On eût mieux fait de la coucher de force, dès le début, et de l'entraver pour éviter ses chutes.

Doit-on tirer simultanément sur les deux membres et la tête, à la fois ? En principe, non ; le bassin étant étroit par rapport aux dimensions du produit, il faut essayer de le lui faire franchir sans amener ensemble les épaules et la tête au détroit antérieur.

Je conseille donc d'amener d'abord la tête dans le bassin, par des tractions convenables, puis, l'un après l'autre les deux membres et, quand ils y seront arrivés, de faire sortir encore la tête en dehors de la vulve, avant de tirer sur les membres. En agissant autrement, la tête se trouverait obligée de passer en même temps que la partie supérieure des avant-bras, ce qui exposerait à des déchirures parfois très profondes de la vulve. Au contraire, en amenant la tête au dehors, quand les canons se disposent seulement à franchir cet orifice, le volume de l'ensemble est moindre. Tout en veillant à ce que les tractions soient plutôt lentes quoique assez fortes, le praticien peut glisser sa main huilée entre les lèvres de la vulve et la tête, et obtenir une dilatation suffisante pour dégager le crâne. On amène ensuite l'un et l'autre membre, et, le plus souvent, le sujet entier est obtenu.

Les tractions exercées sur la tête par la têtière ou licol de SCHAACK n'arrivent pas toujours à lui faire franchir le détroit antérieur aussi aisément qu'on s'y attendait. En pareil cas, je n'hésite pas à implanter deux crochets mousses dans les orbites et à faire tirer sur chacun d'eux en même temps que sur la têtière. De cette façon, la tête se trouvant maintenue plus fixement, son dégagement s'opère avec moins de difficulté.

Je ne partage pas, comme on le voit, l'avis de ceux qui conseillent de réunir en un seul faisceau les lacs des membres et celui de la tête. Ce procédé peut occasionner, en effet, une grosse perte de temps, car il se peut qu'on ait besoin de faire tirer seulement sur l'un de ces lacs, et souvent il devient impossible de le dénouer d'avec les autres.

Les tractions devant être très fortes, le vétérinaire ne manquera jamais de placer sur les lacs des bouts de bois qui permettront aux aides de forcer et éviteront que les mains ne glissent sur les cordes. Il est bon aussi que, pour tirer, les aides soient aussi rapprochés que possible de la mère ; souvent je fais prendre un point d'appui avec les pieds sur la parturiente, au niveau de l'avaloire.

Afin de dégager la vulve autant que je le peux, je me place à cheval, à reculons, sur la croupe de la mère ; et, tout en dirigeant de la main le sens des tractions, j'encourage mes aides, en leur disant que le fœtus vient, à tirer plus énergiquement.

Lorsque le fœtus est mort, — l'opérateur s'en assure en faisant l'exploration de la matrice, — et que son excès de volume fait craindre l'extraction forcée, l'accoucheur placera un lien, pas trop volumineux mais très solide, autour du corps, en arrière des épaules, de façon que le point de réunion du chef avec l'anse soit vers le garrot. Son application ne présente pas de difficulté en s'aidant du porte-lacs ; on a l'avantage d'une prise très ferme plus près de l'obstacle et on diminue l'épaisseur du corps au niveau de l'enserrement.

J'ai toujours la précaution, étant placé comme je l'ai dit, sur la croupe de la mère, d'avoir à ma disposition plusieurs liens que je place à mesure que les tractions amènent davantage le corps du fœtus en dehors de la vulve. Cela m'a permis d'obtenir des veaux — car c'est surtout chez la vache qu'on rencontre cette dystocie — très volumineux, sans recourir à l'éviscération.

Quelquefois, le corps une fois sorti jusqu'au garrot, n'avance plus, malgré l'intensité des tractions ; j'essaie alors des changements de direction des tractions et des changements de position de la mère, la plaçant sur un côté et sur l'autre, voire même en décubitus dorsal. Si rien ne me réussit, je pratique l'éventration par un moyen très simple : je traverse les muscles abdominaux avec un crochet pointu sur lequel je fais tirer les aides, en tenant la main au point d'implantation afin de me rendre compte de la déchirure, et pour ne pas blesser la mère (fig. 23). Enfin si je n'ai pas de succès, je fais la détroncation au niveau des reins, ou moins loin, s'il n'y a pas lieu de sortir le produit jusque-là ; mais j'ai bien soin de faire l'incision cutanée de manière à coiffer le moignon avec la peau ; je le repousse ensuite pour obtenir les membres postérieurs. Il m'est arrivé cependant de ne pas prendre la précaution de recouvrir le moignon, et aucune déchirure de la matrice n'est résultée du refoulement.

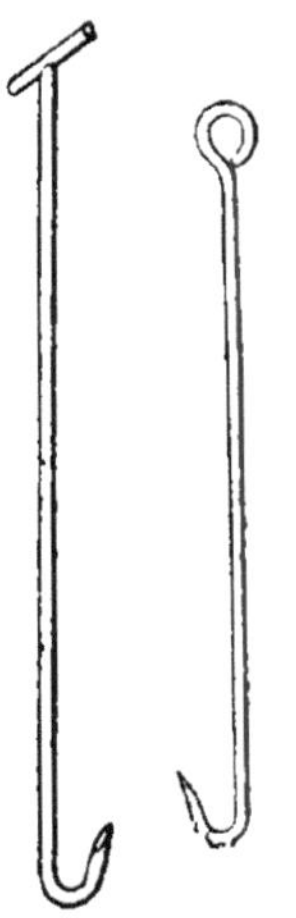

Fig. 23. — Crochets long et pointu ; la petite branche du premier est aplatie à son bord interne pour le rendre tranchant.

L'excès de volume peut être une cause de dystocie quand le produit est en présentation postérieure ou transversale. Dans ce dernier cas, il faut le ramener en présentation longitudinale, de préférence l'antérieure, parce que l'embryotomie est plus facile à exécuter sur les membres de devant que sur ceux de derrière. On termine l'accouchement comme il vient d'être indiqué.

En présentation postérieure, il faut immédiatement faire l'éviscération, puis, si cela ne suffit pas, la détroncation pour aller ensuite rechercher les membres de devant et la tête.

Charbonnel, de Challans (Vendée) (*R. M. V.*, 1907) relate une dystocie due à l'excès de volume du fœtus, chez une vache de 7 ans arrivée à terme depuis vingt-neuf jours ; il s'agissait d'une présentation antérieure avec atrésie du col de la matrice. L'auteur fixe un lien aux membres de devant, des crochets dans les orbites et un lien à la mâchoire inférieure ; il tente le refoulement des membres, amène la tête vers la vulve et obtient le veau vivant, pesant 88 kgr. 500.

Jouquan et Dauthuille (*R. M. V.*, 1897), ont observé deux fois de suite cette même dystocie : chaque fois la mère et le produit ont succombé. Dans le premier cas, ils durent faire l'avulsion des deux membres antérieurs ; dans le second, ils ne purent tirer ces membres à plus de 10 centimètres au dehors de la vulve ; ils les ont désarticulés au genou et les ont repoussés, puis ils ont amené la tête au dehors, décapité le veau, arraché un membre, et, par des tractions sur l'autre, ils ont pu faire sortir la moitié du veau ; alors ils ont fait la détroncation, puis la version afin d'amener les membres postérieurs. L'accouchement avait duré deux heures. Pour soutenir la mère pendant les tractions et empêcher qu'elle ne soit entraînée, ils avaient placé une solide échelle en travers de la porte de l'étable et en dedans ; la vache avait été amenée jusque auprès, et on avait tiré, entre les deux barreaux, sur le fœtus.

Le docteur Morel, vétérinaire à Saint-Lô, en 1898, a observé l'excès de volume du fœtus, cinq fois sur deux cent quatre-vingt-sept vêlages. Ce sont, à son avis, les cas de dystocie les plus graves. Il conseille l'abatage de la mère pour la boucherie, en raison du travail long et pénible de l'embryotomie qu'on n'est jamais sûr de mener à bien, malgré toute l'habileté dont on est capable.

J'ai tenu à rappeler les prescriptions de la première édition de ce traité, tant elles sont utiles, quoique moins pressantes aujourd'hui. On dispose, en effet, d'appareils variés et puissants qui remplacent avantageusement les aides, pourvu que leur emploi soit rationnel et judicieux.

Le plus répandu dans nos campagnes, appelé « la vêleuse », présente un tel intérêt que beaucoup de cultivateurs, au lieu d'acheter une vêleuse dont le bâti est en fer, se sont fait construire le même instrument en bois ; le treuil est remplacé par un moulinet actionné à l'aide de leviers.

Mais un sérieux inconvénient auquel il a été remédié, c'est que la corde du treuil ou du moulinet, ne pouvait être changée de direction pendant les tractions, alors qu'il devenait indispensable de modifier leur direction, de tirer alternativement sur un ou sur les deux membres, sur la tête seule ou bien sur les trois à la fois. Or, ces manœuvres étaient presque impossibles avec les vêleuses des premiers types connus, car il est nécessaire d'interrompre les tractions commencées, pour relier au crochet du treuil ou à la corde du moulinet, les lacs sur lesquels on veut seulement tirer, et pour en détacher les autres cordes. C'était déjà une perte de temps.

Cette opinion a été partagée par BEDEL, de Dozulé. C'est pourquoi ce praticien a fait établir la vêleuse perfectionnée dont j'ai donné la description en parlant des instruments obstétricaux. Les modifications heureuses apportées par cet habile praticien permettent l'emploi simultané de trois treuils fonctionnant indépendamment les uns des autres.

Cet appareil, qu'il a dénommé « La Pratique », est devenu extrêmement utile, son emploi est recommandé à condition de prendre toutes précautions manuelles pour éviter les déchirures des organes de la mère.

V. — Maladies du fœtus.

Les maladies dont le fœtus peut être atteint pendant sa vie intra-utérine, sont :

a) L'ascite ;
b) L'anasarque ;
c) La contracture musculaire ;
d) Les tumeurs.

SAINT-CYR (*Traité d'obstétrique*) fait entrer dans ce chapitre l'hydrocéphalie. Mais j'estime, avec M. le Professeur MOUSSU, que l'hydrocéphalie est plutôt une monstruosité.

a), *b*) Leur obstacle à l'accouchement naturel nécessite l'emploi de tels et tels moyens exposés dans les chapitres précédents. Le plus souvent, le produit est mort ; ne le serait-il pas qu'il n'y aurait aucune raison de s'attarder à l'obtenir vivant car, d'avance, il est voué à une mort certaine. Il n'a aucune valeur et ne pourrait être conservé. Souvent même la mort du sujet remontera à plusieurs jours et l'embryotomie sera facilitée par une décomposition plus ou moins avancée.

La ponction du ventre au moyen du crochet, la prise de la tête et des membres à l'aide de lacs ; l'avulsion des membres que l'on obtient presque toujours par des tractions ordinaires, sont indiquées pour diminuer le volume du fœtus.

c) La contracture musculaire peut être un cas grave de dystocie, chez le poulain surtout, et quand elle porte sur les muscles de l'encolure. Celle-ci est alors repliée sur un côté du corps ; il est impossible de la redresser, et le praticien, qui suppose tout d'abord se trouver en présence d'une position vicieuse, n'arrive à aucun résultat.

Houzard, Courjan, Schaack en ont signalé la fréquence chez le poulain, ainsi que Favre, Gaven, Véret... Schaack et Véret l'ont rencontrée chez la vache. Moi-même j'en ai observé plusieurs cas, aussi bien sur le veau que sur le poulain. Il ne faut pas songer à extraire le fœtus dans cette position ; il n'y a d'autre ressource que l'embryotomie.

Si la contracture affecte les membres, ceux-ci sont arqués et bouletés ; mais des tractions énergiques permettent le plus souvent de les allonger, d'effacer le raccourcissement qui en résultait, et d'obtenir le produit. Autrement, il y aurait à faire la section des tendons, opération sans difficulté.

Esmieu (1910) a eu affaire à une dystocie par contracture des membres postérieurs du fœtus, les os déformés, les rayons en flexion outrée, impossibles à étendre. Il s'agissait d'une primipare passant de huit jours le terme moyen normal ; le fœtus se trouvait en présentation antérieure, position céphalo-sacrée, la tête engagée, les membres antérieurs retenus et impossibles à étendre après le refoulement. Des tractions forcées furent opérées à l'aide d'un palan, et permirent l'extraction non sans léser quelque peu la voie vaginale.

Quelquefois la contracture guérit après la naissance, mais si elle persiste, elle enlève au sujet toute valeur et entraîne l'abatage. J'ai essayé, sans résultat, la ténotomie sur un poulain.

N'y aurait-il pas, en outre, ou indépendamment, un raccourcissement des ligaments articulaires qui ne peut être vaincu, après la naissance, par les moyens chirurgicaux ?

Je signale une affection toute opposée et dont je n'ai trouvé nulle part la description ; je l'ai rencontrée plusieurs fois : « le relâchement des tendons fléchisseurs des phalanges et du ligament suspenseur du boulet, chez le poulain ». Je l'attribuerais, par hypothèse, à un vice de nutrition pendant la vie intra-utérine. Elle n'apporte aucun obstacle à la parturition. Si, d'une façon générale, le poulain naît très assis sur ses boulets, le redressement s'effectue dans les jours qui suivent le poulinage. Lorsque cet état non seulement persiste, mais s'accentue au point de déterminer l'appui sur la face postérieure du boulet le poulain semblerait-il par ailleurs très vigoureux, on se trouverait, je crois, en présence d'une véritable maladie de la gestation dont la cause n'est pas encore déterminée.

FAFIN a eu affaire à un cas d'anasarque généralisée avec ascite et kystes de l'encolure, chez un veau (*R. M. V.*, 1903). Le veau est en présentation vertébro-pubienne, un membre antérieur ramené en arrière ; il est énorme, la peau épaissie, dure, tête monstrueuse ; des bourrelets volumineux entourent les yeux et les lèvres ; la parturition nécessite l'embryotomie avec ponction des kystes et la version ; le fœtus avait cédé et s'était déchiré à la région lombaire. Des injections et un lavage antiseptique assurèrent le succès. L'auteur insiste sur l'emploi du treuil qui a été parfait.

BEAUVAIS (*Revue vétérinaire*, 1898) rapporte qu'une vache de 7 ans, à terme, ne put expulser son fœtus mort en présentation antérieure et en position vertébro-sacrée. Les tractions durent être très violentes et n'aboutirent qu'à l'issue de la tête et des membres antérieurs. Une résistance invincible s'opposait à la sortie du reste du corps ; l'auteur parvint à reconnaître que l'obstacle était le développement du ventre du sujet. Il pratiqua la section de la tête et de l'encolure, ouvrit la poitrine en arrachant, avec un crochet, les premières côtes, le cœur, le poumon, et il incisa le diaphragme fortement refoulé par l'abdomen. Une quantité abondante de liquide roussâtre très odorant s'écoula aussitôt par la vulve et dégonfla le fœtus qui fut alors obtenu sans difficulté. Les suites de ce part laborieux furent des plus bénignes.

d) Les tumeurs sont très rarement des causes de dystocie. SAINT-CYR cite deux observations dans lesquelles le part a pu s'effectuer en sauvant la mère. Je n'en ai jamais rencontré d'assez intéressantes pour être relatées. Je ne crois pas qu'elles soient susceptibles de rendre le part très laborieux, puisque en somme, il ne peut en résulter qu'un excès de volume du fœtus. Cependant, si leur présence s'accompagne d'une déviation, elles peuvent déterminer une présentation anormale, ou tout au moins une position défectueuse des membres ou de la tête. Les circonstances guideront l'accoucheur ; mais, ce sera presque toujours par l'embryotomie qu'il triomphera de ces sortes de difficultés.

ESMIEU (1908) a vu sur une vache une tumeur pesant 2.750

grammes, de la forme et de la dimension d'une bouteille greffée sur la paroi vaginale supérieure. Le pédicule de la tumeur fut sectionné à l'écraseur ; le fœtus en présentation antérieure, tête et encolure repliées en arrière, fut extrait après l'avulsion d'un membre, refoulement du thorax et redressement de la tête et de l'encolure.

VI. — Monstruosités fœtales.

Il est assez fréquent de rencontrer, en médecine vétérinaire, des monstres qui rendent la parturition extrêmement laborieuse ; c'est pourquoi, au début de ce traité, j'engageais les jeunes praticiens à ne jamais oublier de s'assurer, avant de faire tirer sur un produit, que les parties qui se présentent appartiennent bien au même sujet.

Quel que soit le genre de monstruosité auquel on ait affaire, il est presque indispensable de faire l'embryotomie. En effet, le fœtus même vivant, n'est pas viable ; il faut seulement rendre le part le moins pénible possible pour la mère et la sauver. Aucune indication précise ne peut donc être donnée au vétérinaire qui se comportera au mieux des circonstances.

Il est cependant des cas où le monstre peut être obtenu sans qu'on ait besoin de recourir à ce moyen extrême ; je pourrais même ajouter qu'il en est presque toujours ainsi pour les monstres célosomiens.

Quand les intestins qui pendent généralement au dehors de la vulve sont arrachés ainsi que les autres organes abdominaux et pectoraux, les membres peuvent être saisis, ramenés en bonne position ; le part est achevé facilement, à moins d'une autre cause de dystocie maternelle.

J'ai rencontré maintes fois cette monstruosité au cours de mes trente-sept années de pratique. Je citerai un fait typique : A Percy, je fus appelé pour faire un vêlage. Le commissionnaire, envoyé en toute hâte, s'empressa de me dire que la vache « jetait ses boudins ». Je reconnus à première vue que ces prétendus boudins étaient, tout simplement, les intestins du veau, et j'eus l'impression de rencontrer une monstruosité. On n'avait pas osé toucher à la vache. Après avoir exploré le vagin et constaté une présentation postérieure, j'arrachai — au grand étonnement des aides — tout ce paquet d'intestins, afin qu'ils ne me gênent pas davantage. Voici la position du produit : en présentation postérieure, l'arrière-main complètement ployée sur le dos, le bassin ayant suivi le mouvement d'incurvation, les membres de derrière complètement allongés. La peau du ventre, au lieu de s'être réunie sur la ligne blanche, avait participé à cette inversion et s'était repliée sur le coxal et les membres auxquels elle formait comme un capuchon. L'ensemble n'était pas très volumineux et le sujet vivait, ce dont je m'aperçus à ses mouvements de réaction, lorsque j'essayai de ramener les membres. Je ne situai complètement cette position qu'après la sortie du veau qui la reprit immédiatement, et je ne saurais mieux la comparer qu'à celle de l'acrobate qui, couché sur le ventre, les bras fléchis aux coudes, ramène ses jambes par dessus son dos, pour aller toucher le sommet de la tête avec ses pieds et les saisir avec la main.

Ne pouvant obtenir le redressement des membres maintenus en extension complète par le repli de la peau, et désireux de terminer ce vêlage au plus vite, puisque je n'avais qu'à me préoccuper de la mère, je jugeai avec la main des dimensions respectives du bassin et du produit. Elles étaient suffisantes ; je me décidai donc à tenter l'extraction forcée. A cet effet, je pris un solide lien, j'y fis une anse à nœud coulant que j'introduisis dans le bassin autour de la partie engagée ; je poussai l'anse le plus loin possible et, par une traction vigoureuse, je pus enserrer très fortement cette masse, tandis que je faisais une contre-extension avec la main laissée à l'endroit du nœud coulant. Pour plus de sécurité, je plaçai encore un fort crochet mousse sur la peau repliée et sur les parties osseuses qui me parurent offrir une prise solide. Après avoir fait soutenir la mère avec l'avaloire d'un bon harnais, je commandai de tirer sur le tout. Quatre hommes robustes y employèrent leur force sans succès. J'envoyai chercher d'autres aides dans le village et leur intervention réussit à amener le fœtus. La mère guérit très vite ; je la revis dans la suite et elle mit bas plusieurs fois très naturellement.

Ch. MARTIN, de Brienne (*R. M. V.*, 1868) cite trois cas dans lesquels la peau, complètement retournée, avait formé une poche entièrement close renfermant les organes du veau, le cou, la tête et les membres. Chaque fois il put obtenir le sujet par des moyens simples ; et deux fois les suites en furent heureuses pour la mère.

La monstruosité peut consister en une déviation du rachis comme dans le cas cité par Nizet (*R. M. V.*, 1893), où le veau se présentait par le flanc gauche, les quatre membres et la tête repliés sur le flanc droit. Il put l'obtenir en étendant le membre postérieur gauche dont il fit l'avulsion ; puis, après l'éviscération, six hommes tirèrent sur un lacs. Le veau était en présentation latérale droite, position vertébro-sacrée, par suite d'une déformation congénitale.

Les difficultés sont certainement beaucoup plus grandes lorsqu'il s'agit de monstres appartenant aux différents ordres de la classification de Geoffroy-Saint-Hilaire.

L'hydrocéphalie se reconnaît très aisément avec la main. En l'absence de toute autre cause de dystocie, le cas n'offre que peu de gravité pour la mère. Il est impossible, le plus souvent, de songer à extraire le sujet, sans recourir à une sorte de craniotomie, à moins que les dimensions du bassin ne soient très amples ou le fœtus très petit. Pour briser le crâne, je fais maintenir la tête avec une anse de corde formant têtière derrière les oreilles ; puis, muni d'un crochet à anneau, je vais l'implanter à la partie supérieure de la boîte crânienne ; une traction modérée fait pénétrer la pointe assez profondément. Au moyen d'un bâton placé dans l'anneau du crochet, je fais opérer à celui-ci un mouvement de rotation, puis tirer plus fort, en surveillant le point d'implantation avec la main laissée en place. J'obtiens ainsi l'écoulement du liquide épanché.

Quelquefois cela ne suffit pas ; on est obligé de réduire la tête à un moindre volume pour qu'elle puisse sortir. Je ne me sers jamais des différents forceps, pas plus que je n'ai employé le bistouri ou le trocart, dans le cas précédent, pour obtenir la sortie du liquide ; ces instruments sont d'une application difficile et le danger de blesser la mère suffit à en condamner l'usage.

Le crochet long, au contraire, qu'une main va placer, tandis que l'autre le maintient du dehors, en tirant dessus légèrement, ne peut léser aucun organe. Aussi, est-ce par l'implantation de ce long crochet, en différents points, que j'arrive à défoncer complètement le crâne, à l'écraser pour ainsi dire, ou tout au moins à réduire suffisamment son excès de volume, pour qu'il ne soit plus un obstacle à la sortie du fœtus.

Les monstres doubles, qu'ils aient deux têtes avec un seul corps, ou deux corps plus ou moins réunis par leurs parties homologues, ou encore une seule tête avec deux corps, ne peuvent généralement être obtenus que par l'embryotomie. Cependant, avant de recourir à cette opération, et lorsqu'on a affaire à un veau à deux têtes, je conseille de tenter l'extraction du veau entier si les dimensions du bassin de la mère justifient cette tentative.

Voici comment on peut opérer : le praticien passe une anse de corde en arrière des oreilles de la tête principale, celle qui se trouve en bonne position, puis il va implanter dans l'orbite de l'autre tête, à gauche si elle est déviée vers le flanc droit, et inversement, un petit crochet muni d'une corde que l'on confie à un aide. Suivant le sens de la déviation de la tête, cette corde contournera la joue gauche ou droite et viendra passer entre les deux têtes ; un second aide la maintiendra ferme, pour que le crochet reste enfoncé. Bien entendu, les membres antérieurs seront tenus par des lacs, et la mère, couchée sur un côté, sera soutenue par les procédés déjà décrits. Au moment où les aides tirent sur le lacs placé à la première tête, afin de l'amener dans le bassin, deux hommes placent la mère en décubitus dorsal et l'opérateur, tenant le bout du nez de la seconde tête dans sa main ou bien dans l'anse d'un petit lacs placé à la mâchoire inférieure, s'efforce de ramener cette extrémité vers le détroit antérieur pour éviter qu'elle aille buter contre la branche montante de l'ilium. En même temps l'accoucheur ordonne à l'aide qui tient le lacs du crochet de tirer vigoureusement ; de cette façon la première tête s'avance dans le bassin, et la seconde, forcée de suivre le mouvement, subit une petite torsion qui lui permet de s'engager aussi.

Il est nécessaire que les tractions soient dirigées en arrière et en haut pour la première tête, et transversalement pour la seconde, du côté opposé à celui où elle se trouve.

Si le bassin est suffisamment ample, on réussira parfois à obtenir les deux têtes et, partant, le produit. La déchirure de la vulve est un accident à redouter ; mais, dans l'espèce, il n'est que secondaire et ses conséquences sont moindres que celles d'une embryotomie à laquelle il eût fallu recourir.

La meilleure preuve que ce résultat heureux peut être obtenu a été fournie par BOUCHER, de Creil (*R. M. V.*, 1891). Après maintes tentatives infructueuses et même l'avulsion d'un membre, il réussit à amener les deux têtes au dehors pour les décapiter, et à retrouver l'autre membre ; le part fut vite terminé ; la mère survécut. Les exhibitions foraines de veaux vivants à deux têtes, en sont une autre preuve.

Canu, vétérinaire à Torigny (Manche), rapporte dans les *Mémoires de la Société vétérinaire du Calvados et de la Manche* (1831) « qu'une vache fit un veau ayant deux têtes accolées par leur partie supérieure. On le trouva derrière elle, dans l'étable, encore qu'on ne put savoir comment le part s'était effectué. Il était vivant et voulait bien se nourrir indifféremment par ses deux bouches ».

Si les manœuvres ne donnent pas de résultat, la décapitation doit être tentée. Saint-Cyr rapporte qu'une vache a pu ainsi mettre bas, toute seule, un veau à deux têtes.

L'indication sera impérative s'il s'agit de monstres du genre *Sysomien* dont les deux têtes sont mieux séparées que sur les individus du genre *Monosomien*. On mettra à profit l'éloignement relatif des têtes pour les amener successivement dans le bassin, en repoussant la plus éloignée avec la main, pendant qu'on fera tirer sur l'autre ; mais il faudra prendre soin de bien saisir la première, soit avec des crochets, soit de préférence avec un lien passé derrière les oreilles, soit en usant de ces deux moyens. Au préalable, on placera des liens aux membres plus ou moins engagés dans le bassin. Sans cet ensemble de mesures, on ne pourrait plus, une fois les deux têtes engagées, aller retrouver les membres, et l'accouchement deviendrait encore plus difficile.

Il sera presque toujours impossible d'extraire le fœtus sans avoir fait d'abord l'avulsion d'un ou plusieurs membres, la décapitation ou même la détroncation, suivant le genre du monstre et suivant sa présentation. L'emploi de la scie-fil rendra alors de grands services.

Lassartesse, en 1894, a rencontré un cas d'hydrocéphalie congénitale, chez un veau en présentation postérieure lombo-iliale droite. Des tractions sur les membres de derrière restèrent impuissantes ; l'auteur enleva les membres et refoula le fœtus ; il constata une énorme disproportion entre le volume de la tête et les diamètres du détroit, et n'obtint le produit qu'après avoir ponctionné la tumeur molle du sommet de la tête.

Jouquan et Dauthuille, en 1897, ont eu affaire à un monstre cœlosomien ; le sujet se présentait par les quatre membres et la tête, donc en présentation sterno-abdominale horizontale céphalo-iliale gauche. Tout refoulement était impossible ; en engageant la main plus à fond, on perçut un organe globuleux de la grosseur du poing ; c'était le cœur. Quatre lacs furent placés aux membres au-dessus des boulets réunis et fixés à un lacs s'enroulant sur le treuil d'une voiture fourragère. L'extraction forcée parut préférable à l'éviscération ou à l'avulsion successive des membres. Une force régulière et progressive s'exerça sur les quatre membres ; la tête apparut d'abord, puis les quatre pattes, et tout le fœtus sortit. La parturiente se releva quelques heures après l'accouchement et s'en tira parfaitement.

Ces mêmes auteurs relatent aussi une parturition dystocique causée par un veau à deux têtes, monstre double monosomien. Ils essayèrent d'avoir le veau entier ; impossible. Alors un lacs fut passé autour de l'une des têtes qui fut attirée au dehors et tronquée ; puis les deux membres antérieurs furent arrachés à l'aide d'un treuil de voiture et d'une échelle mise en travers de la porte de l'étable ; un licol de SCHAACK passé à la tête permit d'avoir le reste du corps. La mère guérit.

« Quelque temps après, ajoutent-ils, nous apprîmes qu'une vache avait mis bas un veau à deux têtes, dans une commune voisine. Nous nous informâmes ; l'accouchement s'était opéré très facilement, aidé seulement par un individu qui n'avait pas l'habitude de ces opérations. » Le fœtus était en présentation postérieure, ce qu'ils considèrent comme une situation éminemment favorable.

ESMIEU (*R. M. V.*, 1909) a extrait trois monstres cœlosomiens, après mutilation intra-utérine des fœtus et tractions sur les parties séparées.

LISSOT (*R. M. V.*, 1921) relate un cas de dystocie due à un monstre cœlosomien streptosome, avec colonne vertébrale en crosse, présentation ventrale. Il met la vache en position dorsale sans succès ; l'anse que fait la colonne vertébrale du fœtus s'engage de plus en plus dans le bassin, à chaque effort expulsif. Le membre accessible est désarticulé en haut et enlevé ; des crochets implantés sur les os du bassin en amènent la rupture, et ceux fixés sur l'anse vertébrale la luxent. Alors l'auteur fait tirer sur la masse fœtale à l'aide de nœuds coulants placés successivement de plus en plus haut, vers les parties antérieures du corps du fœtus, après contre-extension.

Dardillat (*R. M. V.*, 1922) en présence d'un monstre cœlosomien (fig. 24), l'obtint assez facilement, sans modification de position du fœtus, sans redressement et sans luxation de la colonne vertébrale ; la tête était déjà engagée dans le passage. Jugeant que la traction forcée serait peut-être possible, malgré l'anomalie, son intervention se borna à faire des tractions modérés sur les membres. Le produit était à terme, le cœur continua à battre quelques minutes après l'accouchement, bien que les viscères, qui étaient à nu, non recouverts de peau, eussent été enlevés. Le part n'eut aucune suite fâcheuse pour la mère.

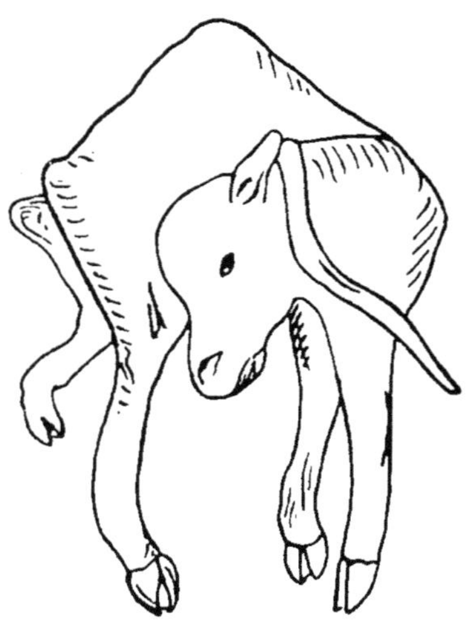

Fig. 24. — Monstre cœlosomien.

Despruniée, de Pont-Audemer, a bien voulu me communiquer les deux relations suivantes que je transcris *in extenso* :

« *Premier cas*. — Appelé pour un vêlage, je constate l'expulsion d'un veau en présentation antérieure, position dorso-lombaire ; la tête est à moitié sortie avec, en dessous, deux membres allongés que je reconnais être deux membres antérieurs ; les genoux sont à la vulve. Par dessus la tête, deux pieds se présentent, la face plantaire en haut. Je diagnostique un part gémellaire avec un veau en présentation antérieure et un second en présentation postérieure, erreur que je ne pouvais éviter, puisque l'introduction de la main dans le vagin était impossible. Les tractions effectuées faisaient avancer ensemble les quatre membres et la tête toujours dans la même position les uns par rapport à l'autre. Le fœtus n'avançait que très difficilement. Je pose mon palan pour l'extraction forcée ; il sort péniblement ; il y a un excès de volume dont je n'apprécie pas la cause et je reste dans cette dernière conviction que je dois avoir affaire à deux fœtus soudés l'un avec l'autre. Sur un dernier effort, le veau sort brusquement, entraîné par les aides tombant sur le dos, les uns par dessus les autres. J'eus alors seulement l'explication de la résistance : le veau était replié sur lui-même, comme si deux mains l'avaient cassé en deux et de telle sorte que la croupe se trouvait rabattue sur le dos. La masse intestinale et le foie étaient flottants, la cavité abdominale étant ouverte.

« La mère, débarrassée du placenta, reçut de nombreuses injections antiseptiques et s'en tira fort bien et rapidement. »

« *Deuxième cas*. — Demandé chez une vieille cliente pour un vêlage, j'obtiens les renseignements suivants :

« La parturiente primipare avait manifesté les premières douleurs huit heures auparavant, efforts presque nuls et rares, la poche des eaux n'a pas fait son apparition. J'introduis la main droite dans l'utérus : elle rencontre un organe que je reconnais être, à son volume et à sa consistance, le foie d'un veau ; à gauche, ma main rencontre une masse intestinale flottante, de petit diamètre, l'intestin grêle du même veau. Poussant plus loin mes recherches, je reconnais au toucher, les côtes sur la paroi thoracique ; je sens un scapulum dont la partie supérieure adhère imparfaitement aux côtes. Je continue mes investigations avec l'espoir de rencontrer les extrémités, mais je ne trouve ni tête, ni queue, ni pattes. Je place un crochet dans un espace intercostal et je fais opérer des tractions légères ; ma main restée sur la région pour surveiller le crochet et recouverte par la muqueuse utérine, sent que l'utérus obéit aux tractions, tout comme la masse fœtale ; en repoussant celle-ci pour tâcher de provoquer son déplacement, je sens que l'utérus obéit aux mêmes poussées. Après une heure d'exploration, jugeant toute tentative inutile, je conseille l'abatage de la parturiente assurée à une Mutuelle-bétail. L'opération eut lieu le lendemain ; la bête vidée fut débarrassée de la masse utérine ; je palpai l'organe et constatai, dans une de ses parties, l'existence d'un gros bourrelet très résistant ; j'incisai l'organe et l'ouvris ; mais arrivé au niveau de ce bourrelet je ne pus séparer le placenta de l'utérus, autrement qu'avec l'aide d'un couteau de boucher. Ceci fait, je dus inciser à leur tour les enveloppes qui adhéraient très fortement au fœtus, mais pas par un cordon ombilical comme il en existe normalement. Enfin je procède à l'examen du fœtus : il est roulé sur lui-même en hérisson, de telle sorte que les cavités thoracique et abdominale en constituent l'extérieur, tandis que la peau est en dedans ; le monstre hermaphrodite a les quatre membres repliés, la queue renversée au milieu des cuisses sur la croupe, la tête au milieu des quatre membres ; le postérieur droit, allongé sur le chanfrein et l'œil droit, a renfoncé ce dernier ; l'antérieur gauche atrophié est posé entre l'oreille gauche et l'œil gauche, de telle façon que l'orbite très proéminent est hideux à voir.

« Dans ces conditions, la délivrance de la mère était impossible ; peut-être ne l'eût-elle pas été moins si les extrémités avaient été tournées vers moi à cause de la puissante adhérence du fœtus au placenta, et de celui-ci à l'utérus. »

Husson a fait l'accouchement d'un monstre ectromèle ; il n'y avait pas de membres antérieurs ; il refoula les postérieurs qui se présentaient ; la mise-bas se fit bien, sans dommage pour la poulinière.

J'ai moi-même rencontré, chez une vache, une dystocie due à un monstre monocéphalien en présentation antérieure; je l'obtins à mi-corps par des tractions sur la tête et le tronc, après avoir enlevé les membres de devant ; puis en faisant la détroncation, la version et l'avulsion de deux jambes de derrière, je fis sortir le reste en tirant fortement sur les deux autres membres ; la vache ne s'en ressentit pas.

VII. — **Multiparité**

Lorsque, chez nos grandes femelles domestiques d'ordinaire unipares, il y a deux fœtus, quelquefois trois, la parturition nécessite presque toujours le secours du praticien. Les difficultés résultent généralement des vices de présentation ou de position des membres et de la tête, ou bien encore de la présence simultanée, dans la cavité pelvienne, de parties appartenant à l'un et à l'autre des fœtus.

Les deux fœtus ne peuvent franchir ensemble le détroit pelvien. L'accoucheur doit les obtenir l'un après l'autre, d'où cette première indication d'aller reconnaître, par une exploration méthodique et complète, quelles parties s'offrent à la main et à quel produit elles appartiennent.

C'est là une opération en général assez facile, mais que l'exiguité du bassin, des manœuvres maladroites ou longtemps continuées, ou bien encore les efforts prolongés de la mère, peuvent rendre pénible et assez difficile. Il faut donc procéder avec ordre et prudemment.

Il est une règle que je crois bon de rappeler et dont l'observation renseignera très vite le praticien : « Lorsque deux fœtus seront en présentation différente, on ne se trouvera jamais en présence d'une monstruosité, mais toujours d'une gestation gémellaire. »

« Lorsque deux fœtus seront en présentation semblable, on aura affaire soit à un part gémellaire, soit à une monstruosité. »

Quand le praticien s'est assuré, d'une façon certaine, qu'il s'agit de deux fœtus distincts, et qu'il a attribué à chacun les parties qui se présentent, il examine quel est celui qui doit sortir le premier.

Sera-ce toujours le plus avancé dans le bassin ? Ce n'est pas mon avis ; tout dépendra des positions respectives des membres et de la tête. S'ils sont en position vicieuse et la tête déviée, il faut s'occuper d'abord d'obtenir celui dont la présentation peut être ramenée le plus aisément à la normale. Il sera beaucoup plus facile, en effet, de rectifier la position de l'autre, quand l'un sera sorti ; c'est ce qui arrivera en particulier lorsque l'un des deux, en présentation postérieure, aura les jarrets complètement repliés sous le ventre. Le praticien devra surtout veiller à bien reconnaître les membres, afin de ne pas s'exposer à faire tirer sur les deux fœtus en même temps. J'en ai rapporté un exemple et les personnes présentes s'en apercevraient, ce qui serait regrettable.

Dans la crainte de commettre cette erreur, je dirai même cette faute grave, lorsque plusieurs liens pendent à la vulve, je conseille de faire à ces liens, des marques qui permettent de les distinguer les uns des autres. On reconnaîtra ainsi à quel fœtus on les a fixés, quand le moment sera venu de tirer sur les uns plutôt que sur les autres. Un excès de prudence ne peut nuire.

Autre précaution qui intéresse nos débutants : Il se peut qu'en raison de la position occupée dans la matrice par les deux produits, on ne reconnaisse pas, à l'exploration, l'existence d'un part gémellaire ; on croit alors le part terminé après l'obtention d'un produit. Cette erreur n'aurait rien de grave si le second, en bonne présentation, était expulsé par les seules forces de la nature, après le départ du praticien. Mais si, au contraire, il est

en présentation vicieuse, et si une intervention redevient nécessaire, le client ou les voisins ne manqueront pas de critiquer le
vétérinaire qui n'aura pas reconnu l'existence d'un deuxième
fœtus. C'est pourquoi je recommande, comme le fait d'ailleurs
M. le Professeur Moussu, dans son cours : « De se livrer toujours
à une nouvelle exploration des organes, pour se rendre bien
compte de leur état de vacuité ou de plénitude. »

CHAPITRE II

DYSTOCIES MATERNELLES

I. — Angustie pelvienne.

Les difficultés de parturition occasionnées par un état anormal ou pathologique des organes génitaux de la mère sont beaucoup plus rares que celles provenant du fœtus.

Lorsqu'elles sont dues à un état de rétrécissement du bassin, elles résultent, soit d'exostoses des parois, soit d'une fracture du col ou d'un abaissement de l'angle externe de l'ilium, soit de la présence de brides vaginales ou de tumeurs siégeant sur les parties molles : tumeurs mélaniques, kystes, etc...

Il peut exister des productions anormales ou morbides vulvo-vaginales. URBAIN (André) signale :

a) Un pilier charnu du col utérin ; il triomphe de cet obstacle en sectionnant la bride fibreuse ;

b) Des kystes vaginaux qu'il faut détruire en excisant leurs parois avec le bistouri ou les ciseaux ;

c) Des tumeurs fibreuses dont il conseille l'ablation par ligature avant la mise-bas.

L'existence de ces tumeurs n'est parfois reconnue qu'au moment de l'intervention obstétricale.

Leur présence peut apporter un obstacle à l'accouchement. C'est pourquoi je conseille de les enlever d'abord au moyen d'une ligature et de ne laisser qu'un moignon de très faible dimension.

Dans le cas d'angustie pelvienne, le vétérinaire agira selon les besoins du moment. Autant que possible, il devra recourir d'abord à l'extraction forcée, car, le plus souvent, le produit est vivant. Mais lorsqu'il aura inutilement fait appel à toutes ses ressources, il devra sacrifier le sujet. Son volume, trop considérable par rapport aux diamètres rétrécis du bassin, sera diminué en faisant l'avulsion des membres.

Il ne faut jamais recourir à la symphyséotomie ; j'en dirais presque autant de l'opération césarienne, tout au moins chez nos grandes femelles domestiques, à moins qu'il ne s'agisse d'obtenir un produit de noble origine et dont le propriétaire escompte la très grande valeur ; mais souvent le sujet est déjà mort quand on se décide à recourir à ces extrémités, il n'y a donc aucun moyen de le sauver. Ces opérations ne doivent d'ailleurs être tentées qu'après avoir prévenu le propriétaire des dangers extrêmement graves qu'elles présentent et des chances minimes que l'on aura de sauver la mère ; la possibilité de la livrer à la boucherie et de diminuer ainsi la perte subie décidera le client en faveur de cette meilleure solution.

L'angustie pelvienne peut occasionner des déchirures plus ou moins profondes et graves des parois vaginales. Pour les éviter, Pourquier et Ducamp (*R. M. V.*, 1894) conseillent de faire dans ces parois des incisions latérales.

Filliatre, de Pavilly (*R. M. V.*, 1901), s'étant trouvé en présence d'un cal osseux consécutif à une fracture de l'ilium qui obstruait le tiers de la cavité pelvienne dans un cas de présentation antérieure, tête renversée en arrière, pratiqua l'avulsion des membres de devant et la détroncation au niveau des lombes. Il sauva ainsi la mère.

Ortman a constaté (*R. M. V.*, 1893) chez une vache primipare, l'existence d'une bride congénitale obstruant le col de la matrice. Cette bride de cinq centimètres de largeur prenait naissance en avant et au-dessus du col et se terminait au-dessous ; elle était élastique et avait les caractères de la muqueuse vaginale. Il ligatura aux extrémités et excisa la partie intermédiaire. Le part se fit normalement, mais fut suivi d'un renversement de l'utérus qui obligea à sacrifier la mère. L'auteur constata que la bride se perdait dans l'épaisseur de la muqueuse vaginale, sans ligne de démarcation.

J'écrivais, en première édition, il y a vingt ans, que si l'angustie pelvienne, quelle qu'en fût la cause, avait rendu l'accouchement impossible, il valait mieux tenter de suite l'opération césarienne, plutôt que de laisser la mère s'épuiser, et d'attendre avant de s'y décider, la mort du produit. Les conditions d'exploitation ne sont plus les mêmes et les propriétaires, au lieu de courir un risque aussi problématique, préfèrent vendre pour la boucherie sans tarder.

II. — Déplacement de l'utérus.

Trois cas peuvent se présenter :
a) Hernie de l'utérus ;
b) Déviation utérine ;
c) Torsion de cet organe.

a) **Hernie de l'utérus.**

L'utérus hernié est un accident très grave chez nos grandes femelles auxquelles il enlève leur valeur. Les difficultés de la parturition ne sont pas excessives ; pourtant elles peuvent la rendre impossible. Exemples : le fœtus est trop loin pour qu'on puisse l'atteindre et le mettre en bonne position ; la présentation est défectueuse ; la tête et les membres sont mal placés ; enfin le fœtus est un monstre.

La mère n'ayant de prix que pour la boucherie, on peut, à bon droit, songer à sauver le produit par l'opération césarienne, sauf si c'est un monstre. Elle est, dans la circonstance, beaucoup plus facile à exécuter. On réclamera même le concours du boucher pour l'abatage, aussitôt le veau obtenu.

b) La **déviation de l'utérus** n'offre pas de sérieuse difficulté chez la vache et la jument ; il suffit presque toujours de placer la mère dans la position la plus favorable : décubitus latéral, sterno-costal ou ventral. Le décubitus dorsal facilite à l'opérateur la rencontre du col que la déviation de la matrice a parfois tellement déplacé qu'on a du mal à le retrouver.

Urbain GOHIER (*R. M. V.*, 1894) relate un cas d'inflexion dans le fond de l'abdomen ; il conseille d'attendre la dilatation du col, afin de passer un lacs autour du cou, et d'autres au-dessus de chaque paturon, pour obtenir la sortie du sujet par des tractions lentes et soutenues.

c) La **torsion de la matrice** est incontestablement la plus sérieuse et la plus fréquente des dystocies maternelles.

PERRUSSEL (1902) a observé vingt-neuf torsions de la matrice chez la vache, en sept années ; vingt-quatre fois il a réduit cette dystocie avec succès.

Cuny relate (*R. M. V.*, 1909) une torsion complète de droite à gauche, chez une truie, de la corne utérine droite ; il s'y trouvait cinq fœtus. La dystocie ne fut reconnue qu'à l'autopsie.

Magneron (*R. M. V.*, 1909) a observé un cas de torsion utérine, de gauche à droite, chez la jument. Il lui était impossible d'introduire un doigt entre les spires et d'atteindre les parties du fœtus les plus proches ; il institua le traitement classique du roulement et, après un deuxième tour, il put terminer l'accouchement.

Gilloots, vétérinaire à Neufchâtel-en-Bray, a communiqué à la Société de Médecine vétérinaire de la Seine-Inférieure la relation suivante (29 juillet 1923) : « D'après les journaux vétérinaires, il semble que la torsion de la matrice chez la jument soit un cas assez rare et même assez grave, contrairement à ce qui existe chez la vache.

« Le 18 mai 1923, à 6 heures du matin, je suis appelé chez un de mes clients pour faire pouliner une jument à terme, atteinte de fortes coliques depuis la veille au soir.

« A mon arrivée, je pratique l'exploration vaginale, et, au premier abord, il me semble que j'ai affaire à une torsion de matrice à 15 à 20 centimètres en avant du col largement ouvert. Trouvant le cas assez extraordinaire puisque c'était le premier de ce genre que je rencontrais dans le cours de ma carrière — j'ai cependant toujours exercé dans les pays d'élevage depuis trente-deux ans, — je fouille de nouveau la jument et je certifie au propriétaire qu'il s'agit bien d'une torsion de matrice.

« Je lui fais part de mes craintes, car le cas est grave et très rare.

« La jument est couchée dans l'étable, car un froid glacial sévissait ce jour-là. Le roulement est rendu très laborieux par les mouvements de défense et les efforts expulsifs de l'animal.

« Au bout d'une heure de travail, la matrice est remise en position normale et un poulain en est extrait sans difficulté.

« Le soir, à 6 heures, je retourne voir la jument et je la délivre ; les jours suivants quelques injections antiseptiques sont pratiquées et la bête ne s'est ressentie aucunement de l'opération que je lui ai fait subir. »

Le même auteur ajoute : « En ce qui concerne la réduction

du renversement de matrice chez la vache, je lui administre un litre d'eau-de-vie de cidre et l'opération est beaucoup plus facile, les efforts expulsifs sont fortement annihilés.

« Je suspends l'animal par les jarrets ou par la queue et je m'en trouve très bien. »

Les causes de cet accident, la possibilité de sa production, les symptômes qui le décèlent ont fait l'objet des plus longues controverses des praticiens et des communications les plus intéressantes. Je me bornerai à en établir le diagnostic et à étudier les moyens d'en triompher.

Je ne partage pas l'opinion D'ENGEL (*R. M. V.*, 1895), pour lequel la torsion est chose bénigne parce qu'il en a très facilement réduit vingt cas en quatre ans ; il plaçait la mère sur un plan fortement incliné, saisissait le fœtus avec la main et l'obligeait presque, par ses mouvements propres, à déterminer lui-même la réduction. Je doute que ce procédé, d'une simplicité remarquable, puisse être utilisé dans tous les cas avec le même résultat.

Si on ne s'occupe ni du sens, ni du degré de la torsion, le diagnostic est extrêmement facile ; la main ne rencontre plus, en effet, un canal à parois normales, mais des tissus tendus et plissés ; les doigts réunis pour se frayer un passage sont obligés de faire un mouvement de vrille ; cela suffit à indiquer que la matrice a subi une torsion plus ou moins complète.

Lorsque l'accoucheur a reconnu la torsion, deux cas imposent le recours à des procédés différents :

Lorsque la main de l'opérateur peut encore franchir le col et pénétrer jusqu'au fœtus, je recommande d'abord de détordre la matrice en imprimant au corps du fœtus un mouvement de rotation inverse au sens de torsion de la matrice. Le praticien qui aura une force musculaire suffisante réussira toujours par cette seule manœuvre, sinon du premier coup, du moins sans trop de difficulté.

Mais, lorsqu'il ne pourra y parvenir, il emploiera un procédé auquel il ferait certainement appel si le fœtus n'était pas accessible : il devra rouler la vache. Afin de faciliter cette rotation parfois longue et laborieuse, l'accoucheur fera conduire la vache dans une grange, sur une aire spacieuse, ou mieux, dans un champ.

La mère est couchée ; les membres sont entravés par bipède

latéral, pour éviter leur détente dans les diverses positions qu'on leur donnera.

L'opérateur fait tenir la tête par deux hommes, afin d'éviter qu'elle retombe brusquement et se contusionne. Puis, se plaçant derrière la parturiente et souvent étendu à plat ventre, il introduit la main le plus loin possible dans le vagin. Ayant reconnu le sens de la torsion, le bras laissé en place, la main appuyée contre le fond de la spire, il commande de rouler la mère et de l'amener en douceur successivement sur le dos et sur le côté opposé à celui qu'elle occupait d'abord ; il tient compte du changement produit par ce mouvement sur les spires du vagin et de la compression en plus ou moins sur la main qu'il cherche à enfoncer davantage. Si la compression devient plus grande, c'est que la torsion augmente ; alors il change le sens du roulement. Si, au contraire, il constate un commencement de détorsion il continue à rouler la parturiente.

Quels que soient les résultats premiers, l'accoucheur retirera toujours un avantage d'avoir laissé sa main fortement appuyée sur le fond du vagin ; par une rotation quelquefois continuée longtemps, il obtiendra une détorsion complète ou suffisante pour terminer le vêlage, à moins qu'une autre cause y mette obstacle.

Si aucune modification n'est survenue, il fera bien de relever la mère et d'explorer à nouveau le vagin, pendant la station debout, pour recommencer ensuite la rotation dans un sens ou dans l'autre.

Peut-être, dans certains cas, retirerait-on profit des mutateurs dystociques préconisés par leurs auteurs et par les traités; mais il ne faut pas l'oublier : nous sommes ici dans le domaine de la pratique de campagne et le vétérinaire, appelé souvent à une grande distance, n'a pas toujours avec lui tout un arsenal encombrant d'instruments obstétricaux.

D'ailleurs, leur application ingénieuse ne serait pas toujours possible, par exemple lorsque la main ne pourra pénétrer jusque dans la matrice. On peut, toutefois, conseiller leur emploi.

Entre tous ces appareils, celui que FLOCART de Genève, a imaginé mériterait la préférence, tant il est simple et d'une facile application. Il est superflu de le décrire car tous les vétérinaires le connaissent. WEBER prétend que la main arriverait au même résultat. Au contraire, le professeur Moussu croit cet instrument très utile.

Souvent on ne pourra user d'aucun instrument si le col de la matrice est trop resserré par la torsion et ne permet pas d'aller saisir le produit. Lorsqu'en pareille occurrence une rotation très prolongée n'aura rien donné, le praticien devra recourir au procédé de Flocart. Ce vétérinaire a fait avec succès la laparotomie ; une incision au flanc droit, de 8 à 10 centimètres, lui a permis d'agir sur le fœtus même par des pressions méthodiques et raisonnées, contre les parois de la matrice, et il a terminé l'accouchement très facilement (*R. M. V.*, 1894).

Guillot, d'Etain (Meuse), n'ayant pas toujours réussi à détordre la matrice par le roulement, indique un moyen ingénieux : « Introduire la main dans les spires de la partie tordue, à la manière d'un tire-bouchon, en faisant tourner l'opérateur sur lui-même, jusqu'à ce que la main arrive dans la matrice. » On peut y parvenir sans trop de gêne ni d'effort ((*R. M. V.*, 1894).

On a conseillé encore l'élévation du train antérieur de la mère, et enfin la suspension de la parturiente par le train de derrière, de façon à refouler les organes abdominaux en avant et à provoquer la détorsion. Ce sont des procédés qui méritent d'être essayés, quand les autres n'ont pas réussi ; mais ils ne sont pas encore, que je sache, entrés dans le domaine de la pratique courante.

Un accident peut se produire, lors de la torsion de la matrice. c'est sa déchirure. Lucet en a observé trois cas chez la vache; chaque fois il a pu détordre la matrice en roulant la mère, mais chaque fois aussi une déchirure l'obligea à demander l'abatage immédiat. Ce praticien attribue l'accident à la pression des membres antérieurs sur la paroi de la matrice située en avant du pubis, pendant la torsion. Cette partie n'est pas soutenue et peut céder à la poussée du fœtus pendant les contractions utérines.

Gathelier (*R. M. V.*, 1898) a observé une torsion de la matrice avec rupture du vagin. Sous la violence des efforts expulsifs, l'intestin avait déchiré le cul-de-sac péritonéal du bassin et, pénétrant entre le rectum à gauche et le vagin, il l'avait déchiré à quelques centimètres de la vulve.

Les déchirures de la matrice ne sont pas fatalement mortelles. M. Moussu relate (*R. M. V.*, 1899) une guérison obtenue par

Bouchet, de Creil, De même Biot, de Pont-sur-Yonne (*R. M. V.*, 1899), cite le cas d'un renversement avec perforation de la matrice ; la réduction fut faite et la vache guérit.

La relation de M. Petit, que j'ai citée à propos des présentations postérieures, le prouve également : c'est la démonstration qu'il ne faut jamais désespérer et qu'il faut compter sur les forces de la nature.

La torsion de la matrice s'observe beaucoup plus rarement chez la jument ; les spires du vagin ne sont pas aussi nettement dessinées que chez la vache. Les moyens d'y remédier sont les mêmes.

Pavot, de Vandègre (Nord), a observé un cas de torsion complète chez une jument atteinte de coliques et qui a succombé ; il a reconnu cette dystocie après la mort et l'a attribuée à ce que la jument s'était roulée violemment.

Canu, de Torigny, en a cité un cas qui se résolut de lui-même par la chute de la mère sur le lit de paille.

Delwart (1852) a pu obtenir la détorsion par simple roulement.

Bailleux, de Montmédy, a rapporté (*R. M. V.*, 1899) trois cas de torsion ; trois fois il a sauvé la mère et une fois le produit.

Van den Eckaart (*R. M. V.*, 1903), relate qu'il a réussi, même dans les circonstances les plus graves. Il fait coucher la vache sur un sol incliné d'avant en arrière ; la matrice est alors refoulée dans le bassin et le fœtus n'exerce plus, par son poids, des tractions sur les spires ; lui-même se couchant derrière la parturiente et prenant un solide point d'appui avec les pieds, il introduit la main jusque dans la matrice, triomphant des spires et écartant les plis qu'il rencontre. Cela demande de la prudence et de pénibles efforts. Saisissant un membre, il y fixe un lacs et fait tirer fortement pour l'amener à travers les plis jusque dans le vagin. Puis il fait rouler la vache dans le sens de la torsion, pendant qu'un aide tire sur le lacs du membre, et que sa main refoule le plus possible le veau dans le fond de la matrice. Presque toujours un seul tour de roulement suffirait. L'auteur indique les avantages de son procédé : abréviation des manœuvres du part ; épuisement moindre de la mère, diminution des dangers de déchirures de la matrice. Il la préfère au simple roulement.

Bitard, de Mareilles-sur-Allier (*R. M. V.*, 1900), recom-

mande de ne jamais abandonner la parturiente sans l'avoir déli-
vrée. On risquerait de voir venir derrière soi un empirique qui,
sans tenir compte des dangers auxquels la vache serait exposée,
arriverait, par la brutalité, à arracher le veau. Il attribue la torsion de la matrice aux courses des vaches pleines, lorsqu'elles
sont poursuivies par des chiens, et aux chutes sur l'arrière-
main. Il couche l'animal sur un terrain en pente, introduit la
main et fait mettre la vache sur le dos, très lentement, puis il
la laisse retomber sur le côté opposé et continue le roulement
s'il n'y a pas d'amélioration ; enfin, il fait relever la vache et
opère le vêlage.

HAASE, de Hohemnolsen, étudie (*R. M. V.*, 1914) la torsion
de l'utérus au point de vue de son traitement, de l'opportunité
des mouvements de rotation et de leur sens. Il conseille de faire
un examen minutieux de la parturiente et de déterminer exactement le degré de torsion, puis de tenter la détorsion debout ;
en cas d'impossibilité et quand la torsion est totale, il fait choix
d'un sol en déclivité et manœuvre dans le sens même des replis
de l'utérus.

BACH, de Thun, indique une nouvelle méthode de réduction.

Cette méthode est basée sur la position du fœtus par rapport
à l'abdomen de la parturiente. Si la torsion est à droite, le veau
se sentira : *a*) dans le flanc droit de la mère, soit un quart de
torsion ; *b*) sur la ligne médiane du ventre, soit une demi-tor-
sion ; *c*) dans le flanc gauche, soit trois quarts de torsion. Cette
dernière anomalie est de beaucoup la plus fréquente.

Si on a affaire aux trois quarts de torsion, on couche la vache
sur le côté droit, la tête en position déclive afin de refouler la
panse en avant et de donner plus d'espace à l'utérus gravide.
La tête est maintenue vigoureusement, mais les membres ne sont
pas attachés. Le praticien se place vers le flanc gauche de la
vache dont il explore la région abdominale pour bien se rendre
compte de la position du fœtus, tandis que les aides roulent la
mère sur le dos d'abord, puis sur le côté gauche, pour la remettre
ensuite sur pied après qu'elle a fait un tour complet.

Pendant que les auxiliaires font exécuter ces différents mouvements, le praticien essaie, avec ses deux mains, de refouler le
fœtus, du flanc gauche vers le milieu de l'abdomen et, de là,
vers le flanc droit, aussi loin que possible. Une fois la parturiente
sur pied, l'exploration des voies génitales s'impose : on se ren-

dra compte de l'efficacité des manœuvres et si elles ont eu lieu dans le sens voulu, ou s'il est nécessaire de les reprendre et de les modifier.

Quatre points sont essentiels : 1° se rendre bien compte de la direction des plis du vagin, afin de préciser le sens de la torsion ; 2° opérer autant que possible au dehors, sur un espace étendu ou dans une grange plutôt que dans une étable ; 3° faire maintenir solidement la tête par terre ; 4° n'intervenir que dans l'intervalle des douleurs, alors que les parois ventrales sont relâchées.

Les avantages sont, d'après l'auteur : les enveloppes ne se rupturent jamais avant l'expulsion du fœtus ; et, dans le cas d'occlusion complète de l'utérus, il suffit d'un ou deux tours de roulement au lieu des dix à trente fois qu'on serait obligé de rouler la vache ; enfin si un aide intelligent sait faire le refoulement extra-abdominal du fœtus, le praticien n'aura qu'à en suivre, par la voie génitale, les mouvements et déplacements, en cherchant toujours à le fixer, à le tenir d'une main ; un excès de fatigue serait ainsi évité.

A l'appui de sa méthode, BACH relate quinze cas, dont trois de torsion utérine sur deux vaches et sur une génisse avant terme. Les deux vaches ont accusé des symptômes d'indigestion sans coliques ; paroi abdominale tendue, dos voussé en contre-haut. L'exploration vaginale lui permit de diagnostiquer une torsion utérine qu'il réduisit suivant sa méthode ; les malades mirent bas deux veaux superbes au bout de quatre et de seize jours. Enfin, sa conviction est que, par des manœuvres extra-abdominales bien conçues, on peut en maintes circonstances intervenir efficacement sur les positions défectueuses du fœtus.

WILLEMAIN, de Bains (Vosges) (*R. M. V.*, 1908), associe le taxis abdominal au roulement du corps de la vache dans le sens de la torsion, afin de ne pas imprimer trop de tours au corps de la parturiente et de conserver intactes les enveloppes fœtales qui serviront à la dilatation du col. Il place sur la paroi abdominale correspondant à l'utérus gravide un sac de foin et, avec un bâton, comprime le sac sur la région et exerce une pression très grande sur l'utérus.

CHAMPAGNE, de Montmirail (Marne) (*R. M. V.*, 1921), conseille de rouler la vache dans le sens de la torsion, très, très lentement, seule condition, dit-il, du succès ; puis attendre que le

passage se fasse par les efforts de la mère ; ne pas opérer à
l'aveuglette ; déterminer le sens de la torsion, ne pas rouler vite
et ne pas se presser pour terminer l'accouchement.

d) On pourrait rattacher aux causes de dystocie maternelle
l'accident suivant décrit par LEBERRE, de Lannion (*R. M. V.*,
1886), dans un Mémoire d'obstétrique récompensé par la Société
centrale de Médecine vétérinaire. Une rétroflexion de la paroi
utérine formant un repli, un diverticulum dans lequel peut se
loger une partie du corps du fœtus. Le Professeur MOUSSU considère cet accident comme une torsion incomplète. Cette cause
de dystocie peut rendre la parturition très laborieuse. L'opérateur doit effacer, par les moyens décrits précédemment, l'enclavement des parties ainsi encapuchonnées dans le repli utérin.

MUTELET, de Mouillepont (Meuse), relate (*R. M. V.*, 1886),
chez une jument, un cas analogue produit par la rétroflexion
d'une des cornes, la corne droite, renversée en haut et en arrière.
Au cours de ses tentatives, toutes infructueuses, il constata
que sous l'influence des poussées qu'il imprimait à travers les
parois vaginales à cette corne réfléchie, elle changeait de place,
devenait transversale et supérieure au corps de la matrice. Cela
lui permit de saisir les membres et d'achever la parturition.

Ces longs développements et ces observations, à coup sûr
intéressantes, démontrent que la torsion de la matrice est une
des difficultés obstétricales les plus embarrassantes pour les
jeunes confrères ; il était nécessaire de leur indiquer les moyens
et les circonstances les plus propices ; à chacun de les utiliser
au mieux.

III. — Maladies de la matrice.

a) TUMEURS.

Les tumeurs qui ont leur siège sur la matrice ou le vagin sont
rares. J'en ai observé un cas chez une vache en gestation avancée. La tumeur siégeait sur la paroi interne gauche du vagin
dont elle semblait avoir refoulé la muqueuse ulcérée ; il s'en
écoulait une suppuration assez abondante et fétide. La vache
ayant manifesté des symptômes d'avortement, le propriétaire

avait fait l'exploration et, en présence de « cette boule énorme »,
il avait aussitôt songé à un monstre. Je n'eus aucune peine à
reconnaître que la tumeur occupait plus des deux tiers de la
cavité vaginale. Elle était remplie de matière purulente, de tissu
lardacé que je déchirai avec les doigts ; et, quand j'eus vidé
cette poche monstrueuse, le vêlage se fit aisément. En prenant
les précautions nécessaires, on pouvait compter sur la guérison,
mais le propriétaire préféra livrer la mère à la boucherie.

On rencontre souvent des kystes vaginaux, de petits polypes
qu'on détruit très facilement en les excisant, et dont le volume
n'est d'ailleurs jamais suffisant pour opposer un grand obstacle
à la sortie du fœtus. Si leur développement gênait les manœuvres
du part, le praticien les enlèverait en se conformant aux règles
de la chirurgie.

La hernie de la vessie est tout autre ; on ne peut la confondre
avec les tumeurs proprement dites. Cet accident fort rare a été
signalé en particulier par LAHOGUE (1893). Sa réduction peut
présenter certaines difficultés et n'être possible parfois qu'après
le part.

MARLOT, d'Entrains (Nièvre), relate (*R. M. V.*, 1893) une
dystocie compliquée de renversement de la vessie, chez la jument. Les membres antérieurs émergent de la vulve ; sur le côté
gauche, il remarque une tumeur rouge, piriforme, molle, qu'il
essaie inutilement de réduire ; c'est un renversement complet
de la vessie. L'encolure du poulain est repliée dans le flanc droit ;
il l'obtient péniblement à l'aide d'un lacs passé en arrière de la
nuque et d'un autre fixé à la mâchoire inférieure. Le part s'effectue ; le sujet est vivant, mais l'encolure et la tête sont en S, fortement concaves du côté gauche et convexes du côté opposé ;
le nez et la bouche sont contournés dans le même sens et l'œil
gauche est complètement atrophié. L'auteur réduit une première
fois la vessie ; il réussit à en faire rentrer les deux tiers dans le
méat urinaire ; et, appliquant les doigts réunis sur le fond, il
engage d'un seul coup le reste qu'il repousse le plus loin possible.
Malheureusement la vessie se renverse une seconde fois presque
aussitôt ; il recommence la même manœuvre, mais la jument
fait des efforts expulsifs continus et si violents qu'ils ramènent
la vessie vers le méat urinaire ; le renversement eût été total si
MARLOT avait enlevé ses doigts obstruant l'entrée du méat. Alors
il prend une tige droite de coudrier grosse comme le doigt et

assez longue pour pouvoir la diriger du dehors avec l'autre main ; il garnit l'un des bouts d'un tampon de crin recouvert d'un linge fin, trempe ce tampon dans de l'huile et l'introduit jusqu'à l'entrée du méat urinaire ; puis il le fait cheminer doucement, et en vrillant, dans le méat jusqu'au moment où il éprouve la sensation d'une résistance vaincue, c'est-à-dire jusque dans la cavité vésicale. Il laisse le tampon en place et l'y fait maintenir pendant qu'il va chercher une longue sonde creuse en gutta. Il remplace le tampon par cette sonde et injecte à plusieurs reprises de l'eau boriquée tiède. Les efforts expulsifs cessent. La mère ne s'est pas ressentie de l'accident. « Le renversement de la vessie, dit MARLOT, n'est pas un accident très rare ; on le remarque surtout sur les femelles largement ouvertes et dont le part est tumultueux. »

LAHOGUE, au contraire, le croit relativement rare ; il ne l'a rencontré qu'une fois pendant seize ans. La seule hernie qu'il a constatée et dont il voulait tenter la réduction se réduisit d'elle-même au cours de la promenade qu'il fit faire à la jument. Aussi, conseille-t-il ce moyen inoffensif avant des manipulations qui ne sont pas toujours sans danger.

b) RIGIDITÉ DU COL.

Une difficulté fréquente réside dans la rigidité ou le spasme du col utérin, ou bien encore dans son induration. C'est surtout chez la vache qu'on rencontre cette dystocie ; cependant je l'ai observée plusieurs fois chez la brebis.

Le vétérinaire est appelé sans retard ; en effet, le propriétaire et les gens bénévoles auxquels il a eu recours n'ont pu introduire la main dans la matrice, ni se rendre compte de la nature de l'obstacle.

Le col, assez tendu, fait saillie au fond du vagin et c'est à peine si on peut y introduire un doigt, tant l'obstacle est insurmontable. Au premier abord, il est impossible de diagnostiquer une rigidité du col, un spasme momentané ou bien une induration. La gravité est plus grande dans un cas que dans l'autre.

Dans le spasme, simple rigidité, le col de la matrice se présente sans bosselures, sans déformation ; en le pinçant entre le pouce et l'index, on ne perçoit pas la sensation d'un tissu induré et, si l'on peut introduire seulement un doigt en poussant fortement et en le maintenant dans cette étroite ouverture, on sent que la compression n'est pas toujours la même sur la main ; il se produit, à un moment donné, un relâchement suivi d'une compression plus forte. On rencontre aussi, au niveau du col, d'abondantes mucosités gluantes desséchées que l'on doit s'efforcer de retirer. On peut être sûr qu'il s'agit d'une contracture momentanée du col ; il n'y a qu'à attendre.

Cependant il est bon d'intervenir quand la mère se livre à des efforts violents au lieu que d'ordinaire elle reste calme. Le propriétaire vous dira qu'il a observé les symptômes avant-coureurs du vêlage, mais que les efforts ont cessé. Ne voyant pas apparaître la poche des eaux, il s'est décidé à regarder si le veau se présentait ; mais, n'ayant rien trouvé, il vous a fait appeler.

L'accoucheur tentera de dilater le col. La main huilée essaie de le franchir d'abord par un doigt, puis deux, puis les quatre réunis en cône, en faisant un mouvement de vrille. Lorsqu'on est parvenu à faire pénétrer, même de peu, ce coin artificiel, on doit l'y maintenir en poussant modérément, mais d'une façon continue et en écartant les doigts. Souvent, au bout d'un quart d'heure, une heure ou même davantage, on constate que le spasme cesse, et en recommençant la même manœuvre, la main peut alors achever de dilater le col et pénétrer dans la matrice. A ce moment les contractions utérines recommencent, la poche des eaux se présente, s'enfonce dans le col dilaté, achève de l'effacer et le vêlage se termine de la façon ordinaire.

Mais il n'en est pas toujours ainsi. Alors il faut attendre, indiquer au propriétaire que telle cause met obstacle à la parturition ; et, s'il est intelligent, on lui conseillera de tenter lui-même à plusieurs reprises cette dilatation ; il maintiendra la main pendant un certain temps sur le col de la matrice et il essaiera d'y faire pénétrer un ou plusieurs doigts.

Je me suis trouvé, un jour, après une heure au moins d'essai, les doigts réunis et à demi-enfoncés, sans avoir pu dilater le col ; je décidai un voisin, homme prudent et adroit, à renouveler cette simple manœuvre plusieurs fois dans la journée, en ayant soin, chaque fois, d'enduire la main d'huile d'olive. Je lui recommandai de m'envoyer chercher dès qu'il s'apercevrait que la main s'enfonçait complètement. Il fit comme je l'avais indiqué, mais ce ne fut que le surlendemain, c'est-à-dire après quarante-huit heures de tentatives, qu'il obtint enfin la dilatation du col ;

je revins extraire un sujet mort depuis plusieurs jours. La mère
ne s'en ressentit pas.

On a conseillé de tenter le relâchement du col à l'aide de lopi-
nières garnies d'étoupes, dont on introduirait les deux branches
dans le col, pour ensuite les ouvrir. C'est là un moyen quelque
peu brutal ; cependant, appliqué avec modération par le vétérinaire lui-même, il me paraît susceptible de réussite.

L'avulseur de LE FUR a permis à cet auteur d'obtenir les
meilleurs résultats dans les cas de rigidité du col. En fixant sur
la tige un cône de bois lisse, de 20 centimètres de hauteur sur
10 centimètres de diamètre à la base, et en manœuvrant l'avulseur comme on le voit sur la figure 13 (manœuvre de propulsion),
page 40.

Quant aux médicaments opiacés, belladonés, je ne leur reconnais pas d'action assez prompte. Jamais ils ne m'ont donné de
résultats appréciables. C'est aussi l'opinion du Professeur
MOUSSU.

J'aurais plus de confiance dans les douches utérines ; seule la
difficulté de les donner m'avait empêché d'y recourir autrefois,
aussi souvent que je l'aurais souhaité. On n'obtenait que rarement l'installation d'un tonneau à hauteur convenable. Mais
maintenant on trouve presque partout le bock à injection, très
répandu dans nos campagnes où il remplace la vulgaire seringue.
Les douches fréquentes peuvent avoir d'excellents effets.

L'emploi des éponges (Kluge) et celui des ballons n'ont jamais,
que je sache, donné des résultats appréciables.

En l'absence de vives douleurs chez la parturiente, il est préférable de patienter vingt-quatre, quarante-huit heures, trois
jours même, avant de prendre une décision. Après ce délai, si
aucune dilatation ne s'est produite, il faut intervenir chirurgi-
calement ou bien livrer la mère à la boucherie. J'ai dû prendre
cette dernière détermination, et souvent la conseiller ; il s'agissait pourtant de primipares.

A l'autopsie, on trouve le col tellement contracturé, si épaissi,
que jamais il ne se serait ouvert et qu'on n'aurait jamais pu
obtenir sa dilatation forcée sans le déchirer.

JOUQUAN et DAUTHUILLE en publient un exemple remarquable (*R. M. V.*, 1897) : « A l'exploration, on pouvait introduire deux doigts dans la matrice ; le col induré n'en permettait
pas plus ; on touchait la tête d'un veau vivant. » Ils essayèrent

d'élargir le col avec les doigts réunis en cône et firent répéter cette manœuvre par deux aides ; rien n'y fit. Au bout de douze heures, aucune dilatation. Ils essayèrent les pinces à serrer les casseaux, les ouvrant ou les faisant ouvrir pendant qu'ils maintenaient leur extrémité dans le col de la matrice. Ils ne réussirent à rien et se virent forcés de recourir aux grands moyens. Avec un bistouri boutonné, ils pratiquèrent plusieurs incisions autour du col. Alors ils purent passer la main et saisir les membres et la tête du veau qu'ils obtinrent mort après des tractions vigoureuses. La mère mourut d'hémorragie.

c) Induration du col.

L'induration du col, beaucoup plus grave et assez facile à reconnaître, rend inutiles les moyens dont j'ai parlé. Aucun changement ne se produit. Le diagnostic est-il incertain ? Cette absence de réaction permettrait d'affirmer que le col est induré. Le praticien préviendrait le propriétaire que le part est impossible sans une intervention dangereuse pour la mère. D'ailleurs, et j'y insiste à dessein : dans son intérêt, le vétérinaire devra toujours en aviser son client afin de se mettre à couvert et de ne pas s'exposer à endosser la responsabilité de ce qui pourrait arriver.

Seule l'hystérotomie vaginale permet d'obtenir l'ouverture du col induré. Elle consiste dans l'incision du col de la matrice. C'est là une opération grave, mais qu'il faut faire hardiment quand il n'y a pas d'autre ressource. Il est préférable de faire sur les parties latérales du col des incisions plus nombreuses que profondes ; deux ou trois suffisent d'ordinaire à amener la dilatation immédiate.

Bedel, de Dozulé, dans un cas d'induration du col, avec prolapsus du vagin, a fait l'hystérotomie. Il s'agissait d'une vache de 17 ans, à terme, le vagin complètement renversé. A l'exploration, il reconnut le col épaissi, induré, ne permettant qu'à peine l'introduction du doigt. Une double incision du bistouri droit boutonné, à droite et à gauche, fit obtenir aussitôt une dilatation suffisante pour laisser passer la main. Le veau, en présentation antérieure, avait la tête repliée sur l'épaule ; il fut obtenu vivant, bien constitué, sans grande difficulté. Une suture à points passés rapprocha les lèvres de la vulve afin de prévenir le retour du renversement ; le troisième jour, la bête délivrait naturellement, et au bout d'une semaine, on commença à l'engraisser pour la boucherie.

Le professeur WILLIAMS, de New-York (*R. M. V.*, 1904), rencontrant un col utérin rigide, l'a incisé, a extrait le fœtus en décomposition et a obtenu la guérison de la mère.

STREBEL (*R. M. V.*, 1905) a observé à la fois le rétrécissement et l'occlusion du col de la matrice chez la vache. Ces anomalies, qui constituent toujours un obstacle sérieux à la parturition, ne se rencontrent guère que chez la vache. Elles sont la conséquence d'états morbides ou de contractions spasmodiques. L'auteur conseille le débridement, au bistouri boutonné, des brides fibreuses ou cicatricielles ou bien l'ouverture chirurgicale de la paroi supérieure et latérale du col, par des incisions peu profondes ; mais le succès est rare.

L'occlusion est combattue de la même façon. Elle résulte de traumatismes antérieurs. Au pis aller, STREBEL indique l'opération césarienne qui, dit-il, donnerait 39 p. 100 de résultats favorables.

J'ai eu l'occasion de faire plusieurs fois l'hystérotomie. Une fois j'ai pu sauver la mère et le produit ; les autres fois les vaches survécurent mais restèrent longtemps malades, et on dut, par économie, les abattre pour la boucherie ou les vendre pour les mettre à l'herbage quelques mois après.

Quant à l'opération césarienne ou gastro-hystérotomie, je ne conseille guère de la tenter. Elle est trop dangereuse pour la mère et ne s'impose pas, puisqu'on peut effectuer le part avec moins de risques en incisant le col. La perte est totale si la mère succombe, et, si l'opération réussit, aucun profit ne compense les soins longs et onéreux indispensables ; le propriétaire préférera toujours livrer aussitôt la mère à la boucherie.

J'ai parlé de l'oblitération complète du col ; je l'ai rencontrée chez des primipares. A quoi était-elle due ? Je ne saurais le dire ; mais elle existe et sa gravité est extrême. LECOQ, de Bayeux ; LECOMTE, de Cerisy-la-Salle, dont les observations sont rapportées par SAINT-CYR, n'ont pu sauver ni la mère ni le produit, bien qu'ils aient pratiqué, le premier la gastro-hystérotomie, le second l'hystérotomie vaginale. Et si HUBERT a été plus heureux en faisant une ouverture artificielle par incision du segment postérieur de la matrice, je reste convaincu du pronostic fatal pour la mère et le produit. Cependant, s'il s'agissait d'un sujet qu'on tiendrait à obtenir vivant, il y aurait lieu, avec l'assentiment du propriétaire, soit de procéder comme l'a fait HUBERT, soit, plus simplement, de recourir à la gastro-hystérotomie en sacrifiant immédiatement la mère.

J'indique encore, pour mémoire, la constriction de l'utérus par une bride extérieure » et « la persistance de l'hymen ». Cette dernière cause dystocique est sans importance au point de vue de l'accouchement auquel elle n'oppose qu'un obstacle insignifiant. Dans la première, au contraire, la hernie de l'utérus gravide à travers la bride rend le part impossible. Il n'y a donc, là encore, qu'à tenter les risques de l'opération césarienne ou, ce qui me paraît préférable, à faire abattre la mère pour tirer parti de la viande, si c'est possible.

ORTMANN a vu la bride extérieure obstruer le col de la matrice, chez une vache (*R. M. V.*, 1893). Il s'agissait d'une primipare : le col était dilaté ; la bride verticale, large de 5 centimètres, prenait naissance en avant et au-dessus du col et se terminait en dessous ; elle était très élastique et ressemblait à la muqueuse vaginale. Il ligatura en deux endroits et excisa la partie intermédiaire ; le part fut normal, mais fut suivi d'un renversement de l'utérus qui se renouvela plusieurs fois. La bête fut sacrifiée. La bride se perdait dans l'épaisseur de la muqueuse vaginale sans ligne de démarcation.

ESMIEU (*R. M. V.*, 1908) a vu aussi deux fois la bride vaginale mettre obstacle à la sortie du fœtus, et il dut l'exciser.

Enfin la vulve est quelquefois si étroite qu'elle apporte un obstacle considérable à la sortie du produit. Quand on a la certitude qu'elle ne pourra assez se dilater, on fera la dilatation artificielle par plusieurs incisions latérales sans gravité. Cela vaudra mieux que de s'exposer à des déchirures du périnée et du rectum qui transformeraient les organes génitaux externes en un véritable cloaque et rendraient impossible toute fécondation ultérieure ; la mère perdrait sa valeur reproductrice et devrait être engraissée pour la boucherie. Ce serait donc une faute de ne pas faire d'incisions latérales pour éviter cet accident, surtout s'il s'agit de femelles de grande valeur comme reproductrices.

Un accident assez fréquent, du reste sans gravité, c'est la déchirure des parois du vagin et la sortie d'un bourrelet de graisse qu'on voit apparaître entre les lèvres de la vulve, au moment·

du vêlage ou les jours suivants. Il suffit de l'enlever par torsion ; la guérison est chose naturelle.

Canivet, de Chauny, en cite un cas (*R. M. V.*, 1902). Après un part laborieux, il constata qu'un chapelet de graisse énorme, long comme le bras, pendait à la vulve. A l'exploration, il reconnut que cette masse sortait de la cavité abdominale où l'on pénétrait par une déchirure du plancher du vagin, déchirure de 8 centimètres de long, ovalaire. Il extirpa cette masse par torsion à la main, sans hémorragie et tout alla au mieux.

TROISIÈME PARTIE

LES ACCIDENTS DE LA GESTATION

CHAPITRE PREMIER

GESTATIONS ANORMALES

En pratique, le vétérinaire n'est appelé que si les accidents de la gestation entraînent un état maladif de la mère : il ne constate donc ces accidents qu'au moment où la parturition est devenue dystocique et lors des avortements.

Il ne s'agit plus d'un part naturel et à terme ; les symptômes précurseurs font défaut ; le propriétaire s'inquiète, il ne s'explique pas, le plus souvent, ce qui va se produire ; craignant des complications, il n'ose se hasarder à intervenir lui-même ; il fait venir le vétérinaire.

Certains accidents peuvent être rattachés aux monstruosités, tels les môles anhydiens, les hydromètres, les kystes utérins. D'autres ont pour cause des affections pathologiques spéciales à l'état de gestation, lui empruntent une forme particulière ; tels sont : les crampes, le pica, les œdèmes du ventre et des membres, l'hydropisie de l'amnios, l'amaurose, la paraplégie.

Lorsque les uns et les autres revêtent un caractère inquiétant de gravité, le propriétaire a recours au praticien, mais son intervention toute médicale n'est pas du ressort de l'accoucheur, c'est pourquoi je ne m'y arrêterai pas.

Les gestations abdominales sont très rares, surtout chez nos grandes femelles domestiques ; elles sont plus fréquentes chez les petits animaux. Lignières cite (*R. M. V.*, 1896) un cas de gestation abdominale chez une chatte ; à son autopsie, il rencontra trois fœtus attachés au mésentère.

GRIMAL, de Guillac (*R. M. V.*, 1903), a constaté une fois la rupture de l'utérus avec deux fœtus dans l'abdomen ; le vêlage s'effectua bien, à la faveur de cette déchirure ; et à l'ouverture du cadavre de la mère qui fut sacrifiée, l'auteur rencontra une tumeur adhérente à la caillette et renfermant un fœtus momifié.

SOUBIRAN, des Landes, relate, en 1907, le cas d'une vache bretonne primipare âgée de 30 mois : le fœtus est en présentation transversale sterno-abdominale ; les membres postérieurs, l'antérieur gauche et la tête sont engagés dans le canal pelvien avec torsion du rachis et croupe ramenée vers la tête. Il tente la version pelvienne en refoulant le membre antérieur gauche et la tête ; il trouve un membre antérieur droit atrophié ; les tractions restent sans résultat. La vache est sacrifiée : à l'autopsie, la matrice adhère au veau sur une étendue ovalaire de 20 centimètres sur 15, prenant naissance au milieu du dos du veau et descendant sur les côtes.

LESCURE, de Courtenay (*R. M. V.*, 1908), a observé une curieuse gestation vaginale ; la vache pleine de sept mois laisse dépasser « une bouteillée » à la vulve, sans coliques ni efforts expulsifs. Elle n'est pas préparée ; des lambeaux de membranes fœtales pendent à la vulve. L'auteur croit à un avortement avec position dystocique. A quelques centimètres de la vulve, sa main trouve une masse pâteuse, légèrement fluctuante et des parties plus dures : il reconnaît un très jeune fœtus enveloppé de ses membranes. Le col utérin est fermé. Le fœtus, mort depuis plusieurs mois, est resté dans les voies génitales enveloppé et sans subir de fermentation putride.

Ce fait n'est pas extrêmement rare ; je l'ai rencontré plusieurs fois chez la vache : le part n'offre aucune difficulté et les suites sont bénignes pour la mère.

L'avortement soit sporadique, soit épizootique est l'acccident principal de la gestation. Le vétérinaire n'est jamais appelé au début ; son intervention n'a lieu que si l'expulsion du fœtus est trop difficile, ou encore quand la mère est en danger. Quant à reconnaître si un animal va avorter, ce n'est pas toujours facile, et j'engage vivement les jeunes praticiens à se tenir sur la réserve lorsqu'un animal en gestation avancée est assez gravement malade ou bien victime d'un accident : le propriétaire ne manque jamais de demander si la bête va avorter. Ce sera faire preuve de sagesse que de répondre évasivement « à la manière normande ». On laissera sous-entendre la possibilité de l'avortement sans rien certifier, à moins que des symptômes évidents n'autorisent une pareille assurance.

CHAPITRE II

———

RENVERSEMENT DU VAGIN ET DE L'UTÉRUS

———

Le renversement du vagin est très fréquent chez la vache dans les derniers temps de la gestation. Cet accident peut être grave à cause de l'irritation de l'organe rétropulsé et du prurit intense de la muqueuse qui provoque davantage l'animal à pousser et à se frotter contre ce qui est à sa portée. Le vétérinaire est presque toujours consulté ; il tâchera de faire cesser les efforts et d'empêcher le vagin de sortir au dehors de la vulve.

Un grand nombre de moyens ont été préconisés : je citerai les bandages, les sutures en grillage appliqués sur la vulve. Ces derniers ont l'immense inconvénient de laisser des traces et de permettre ainsi à un acheteur de s'apercevoir de l'infirmité, même si elle n'existe plus.

Je conseille donc de laisser de côté ces procédés et de recourir aux bandages. Le plus simple est celui de « la Maison rustique ». On peut le confectionner au moment du besoin. Mais la partie qui s'applique de chaque côté de la vulve peut se déplacer et rendre l'appareil inutile. Aussi l'ai-je abandonné pour utiliser, de préférence, le triangle métallique de LUND.

Une preuve de la fréquence du renversement du vagin, c'est que, maintenant, nombre de cultivateurs ont chez eux cet appareil en manière de précaution. Les anneaux des angles facilitent sa fixation au moyen de lacs.

Il ne suffit pas toutefois de placer ce bandage pour prévenir le renversement ; pour compléter le résultat, il importe de bien nettoyer et de désinfecter l'organe hernié et de le réduire, c'est-

à-dire de le débarrasser de tout repli qui pourrait être la cause
d'un prurit très douloureux et provoquerait de nouveaux
efforts. Le bandage une fois placé, on maintiendra pendant
quelque temps l'animal sur un plan incliné, l'arrière-train assez
élevé ; quelques injections d'une décoction de pavots dans le
vagin, ou de tout autre calmant suffiront d'ordinaire.

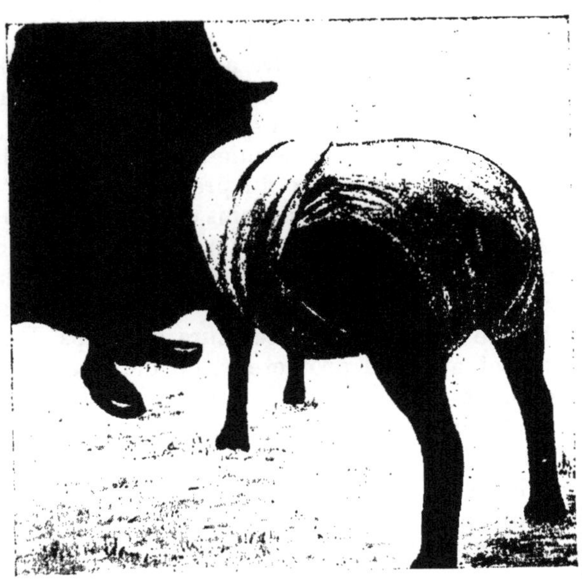

Fig. 25. — Méthode simple de bandage pour la brebis
dans le cas de renversement du vagin (Procédé LEBRUN).

J'ai très souvent rencontré le renversement du vagin chez la
brebis, dans les derniers jours qui précèdent l'époque du terme.
C'est un accident toujours grave, la brebis se livrant à des efforts
continuels malgré les bandages appliqués. On peut y remédier
en intervenant assez tôt. Mais malheureusement, le propriétaire
essaie d'abord toutes sortes de moyens défectueux et, pendant
ce temps, le vagin se tuméfie, s'ulcère même ; l'effet s'ajoutant
à la cause, de plus violents efforts se succèdent ; il est alors trop
tard pour intervenir utilement. En pareil cas, et plutôt que de
traiter sans chances de succès, il est préférable de sacrifier la

mère qui, d'ordinaire, est grasse à point, pour que la viande soit bien vendue.

J'ai obtenu de très bons résultats chez cette petite femelle avec mon procédé : c'est un bandage original jusqu'ici inédit (fig. 25). Sa simplicité, la facilité de son application et la protection qu'il offre à l'organe prolabé en le maintenant à l'intérieur, m'ont démontré toute son efficacité.

Après avoir coupé la laine autour de la région vulvaire, je lave soigneusement le vagin avec de l'eau vinaigrée et le rentre très facilement ; puis je fais coudre autour de la brebis, immédiatement en arrière des épaules, un essuie-mains formant ceinture et très serré sur la laine, afin qu'il ne glisse pas en arrière. Puis je place sur le dos un autre essuie-mains qu'une solide couture attache au bord postérieur du premier ; on tend le linge jusqu'au niveau de la queue de la brebis et on y fait un trou pour y loger cet organe ; ensuite, laissant tomber le pan qui dépasse, on le fend en long à quelques centimètres au-dessous de la vulve ; on passe chacun des deux lambeaux entre la jambe et la mamelle et on les rattache en avant, à la ceinture du corps. En serrant suffisamment cet appareil protecteur, on détermine une sorte d'engourdissement qui aboutit à la disparition des efforts. Mis à l'abri de toute cause irritante, le vagin reprend son volume, se décongestionne, si bien qu'en maintenant mon bandage pendant plusieurs jours, on constate la disparition complète des efforts ; on peut alors l'enlever, tout en surveillant la brebis, quitte à le remettre dès que les efforts réapparaîtraient.

J'ai obtenu par l'application de ce simple appareil, des cures surprenantes : des brebis atteintes de renversement du vagin ont pu agneler dans les meilleures conditions et cette infirmité ne s'est plus reproduite.

L'utérus prolabé ne se rencontre véritablement qu'après la parturition ; c'est là un fait que je tiens de l'expérience. Il est très rare que cet accident se produise après un part laborieux qui a plus ou moins épuisé la mère. On le voit après un accouchement facile et normal. De même, on constate ce renversement de l'utérus dans les heures qui suivent la parturition plus souvent que si déjà plusieurs jours se sont écoulés. Aussi serais-je disposé à admettre, avec M. Moussu, que la cause la plus probable tient aux efforts réflexes provoqués par un commencement d'invagination d'une corne de la matrice.

Autrement, je reste convaincu que les efforts de la mère ne suffisent pas à produire le renversement. En effet, je suis appelé fréquemment auprès de vaches venant de vêler depuis quelques heures et se livrant à des efforts expulsifs si violents que le propriétaire redoute les pires accidents. On voit même apparaître, entre les lèvres de la vulve entr'ouvertes au moment des efforts, une tumeur rouge qui se renfonce dès qu'ils cessent. Malgré cela, l'utérus ne sort pas et il suffit d'un traitement approprié pour que tout rentre dans l'ordre.

Je crois que le renversement de l'utérus peut résulter d'une autre cause : lorsque la délivrance ne suit pas le vêlage presque immédiatement, il arrive presque toujours que les enveloppes fœtales pendent derrière les fesses de la mère et s'allongent en un cordon informe, jusqu'à toucher le sol. Si, dans un déplacement, la femelle met le pied sur ces parties, elle peut exercer une traction violente sur les enveloppes qui recouvrent encore les cotylédons du fond de la matrice et provoquer l'invagination du fond de la corne, d'ou le renversement de l'utérus. J'ai fait maintes fois cette observation, et c'est pourquoi je ne manque jamais d'indiquer au propriétaire de couper ces débris placentaires au-dessous des jarrets.

On voit aussi l'utérus se retourner aussitôt après la sortie du veau et sans qu'on ait constaté le moindre effort de la mère ; c'est que, dans ce cas, la rupture du cordon ne s'est pas opérée à temps et que le délivre a entraîné la corne utérine qui contenait le produit.

D'après FAVEREAU (*R. M. V.*, 1892), le renversement de l'utérus tiendrait à des causes intimement liées à l'acte de la parturition, et elles n'existeraient plus après le part et quand l'organe a été bien réduit.

Paul SEUFFERT (*R. M. V.*, 1892) en reconnaît une autre cause : le part « sec » ; le fœtus est enveloppé dans les muqueuses utérines qui sont intimement adhérentes les unes aux autres, en quelque sorte soudées, et lorsque le veau vient, tout sort avec lui. SEUFFERT préconise les injections d'eau à 25°.

Cet accident revêt un caractère de gravité différent selon qu'il s'agit de la vache ou de la jument. Chez cette dernière, il est souvent mortel, parce que les efforts qu'il détermine sont si violents

et semblent dénoter une telle souffrance que la jument se lève
et se couche continuellement de la manière la plus brutale.
Aussi la matrice a-t-elle toutes chances d'être déchirée ; elle se
congestionne à un tel point que, en essayant trop fortement de la
réduire, on risquerait d'enfoncer les doigts dans son épaisseur
et de provoquer des hémorragies mortelles.

Il ne s'en suit pas néanmoins qu'on doive le considérer comme
un mal irrémédiable chez les poulinières ; mais ce qui ajoute à sa
gravité, c'est que souvent le vétérinaire n'est pas appelé à intervenir aussitôt ; autrement, et j'en ai la conviction, on sauverait
un plus grand nombre de malades.

Brissot, de Suippes, relate un cas de rétropulsion utérine avec
renversement du vagin ; l'auteur fit une injection de 5 centigrammes de sulfate d'atropine dans le col pour en obtenir la dilatation facile ; le veau était en présentation antérieure, position
vertébro-iliale droite, membres postérieurs sous le corps et séparés de lui par un repli utérin. Il commença par désenclaver les
membres postérieurs pour libérer le pli utérin : le fœtus était
alors en présentation transversale sterno-abdominale, position
céphalo-iliale droite ; le part fut achevé par la version postérieure, mais l'utérus se renversa à nouveau et il fallut sacrifier
la vache.

M. Moussu croit que si l'auteur avait ponctionné les enveloppes et réduit le renversement, il aurait pu attendre que le
repli utérin se fût effacé seul ou se fût modifié ; de même il eut
pu éviter la présentation sterno-abdominale en faisant maintenir la tête et les membres pendant le désenclavement.

C'est là un point de vue ; on ne peut indiquer ni règle ni méthode. Le praticien est le meilleur juge de ce qu'il convient de
faire et de la préférence à donner à tel ou tel moyen.

J'ai pu, en septembre 1902, me rendre auprès d'une jument
assez tôt pour réduire l'utérus prolabé ; je trouvai l'animal
couché se livrant à des efforts d'expulsion extrêmement violents. On avait bien enveloppé la matrice dans un drap, mais on
avait omis d'entraver la jument et elle s'était à maintes reprises
brusquement relevée puis laissée tomber ; l'organe renversé avait
été contusionné et présentait quelques déchirures superfi-
cielles. Je fis entraver très solidement : deux aides maintinrent
la tête appuyée sur le lit de paille, et on appliqua un bon tord-
nez. L'arrière-main une fois élevé sur des bottes d'une paille

très propre, je procédai à la toilette de l'utérus tenu sur un drap, d'abord avec de l'eau tiède et ensuite additionnée, à défaut d'antiseptique, d'une bonne dose de vinaigre. Cette opération préliminaire terminée, je pus faire sans trop de peine la réduction totale, en commençant par renfoncer les parties les plus proches de la vulve, soutenant le reste de mon autre main pendant qu'un aide versait constamment de l'eau acidulée. Quand la mère poussait, je me contentais d'exercer une pression suffisante, afin de ne pas trop perdre du terrain gagné, tout prêt à profiter de ses moments de calme pour faire pénétrer davantage l'utérus. Quand j'eus tout rentré, je complétai la réduction en achevant le développement de cet organe avec la main enfoncée le plus loin possible, et en la promenant dans tous les sens, pour effacer les plis qui auraient pu encore exister. On releva aussitôt la mère qui fut promenée, bien couverte, pendant une demi-heure. En raison de son caractère irritable, je n'appliquai aucun bandage ; elle ne fit plus d'efforts expulsifs. Les suites furent des plus heureuses ; quelques jours après, la jument ne paraissait pas se ressentir de l'accident.

J'ai obtenu plusieurs fois le même résultat chez la jument. Par contre, lorsque je n'ai pu intervenir que trop tard, toute réduction a été impossible et l'animal a succombé aux suites de déchirures ou d'hémorragie de la matrice, sans même qu'il y ait eu lieu de recourir à des moyens chirurgicaux de la dernière gravité.

HENDRICK conseille (*R. M. V.*, 1892) de chloroformer la jument pour faire la réduction, car, dit-il, les efforts de la mère sont le principal obstacle à la réduction ; il indique aussi un moyen de lutter contre ces efforts : la « trachéotomie » provisoire pour empêcher l'immobilisation des parois thoraciques. Je ne suis guère partisan de ce dernier procédé que je juge au moins inutile et auquel je ne voudrais pas recourir, à moins, toutefois de se servir d'un trocart un peu fort et court enfoncé entre deux anneaux de la trachée et qui ne laisserait en tout cas aucune trace.

RIES, professeur à l'École d'Ettelbruck, préconise aussi de chloroformer la jument.

COCULET recommande une autre méthode : je la préférerais et je n'hésiterais pas à y recourir en cas de besoin. Elle consiste à comprimer l'organe hernié avec une bande que l'on enroule depuis l'extrémité jusqu'à la vulve. Le résultat est de diminuer beaucoup le volume de l'utérus en refoulant le sang dont il est gorgé. La bande d'ESMARCK paraît tout indiquée pour cette office.

BIGOTEAU emmaillotte seulement l'utérus sur lequel il fait verser ensuite constamment de l'eau froide.

Chez la vache, le renversement est beaucoup moins grave ; on peut même dire qu'il ne donne lieu, en général, à aucune complication.

Deux cas se présentent : ou bien l'utérus renversé est encore recouvert de ses enveloppes fœtales, ou bien l'utérus en est débarrassé, comme c'est le fait ordinaire chez la jument.

Aussitôt que le propriétaire constate le renversement, soit immédiatement après la parturition, soit dans les quelques heures qui suivent, il doit s'empresser de recueillir proprement sur un drap ou sur une serviette toute la masse qui pend au derrière de la mère, et il tâche de maintenir celle-ci couchée.

Le praticien, à son arrivée, donnera toutes les instructions relatives aux diverses choses qui pourront lui être nécessaires : eau froide, eau chaude, vinaigre à défaut d'antiseptique et un ou deux draps ou serviettes bien propres. Il est indispensable de faire entraver très solidement la mère et surtout la jument, dès qu'elle est couchée ; on amoindrit ainsi les efforts et on évite les accidents. Il est utile de faire élever le train de derrière sur plusieurs bottes de paille. Un surfaix que l'on place derrière les fesses et sur lequel tirent de chaque côté plusieurs aides, pendant que d'autres entassent la paille sous la croupe, permet d'obtenir cette position qui facilite à l'accoucheur ses manœuvres.

Durant ces préliminaires, l'opérateur, seul ou aidé, maintient la masse utérine dans le drap qui l'enveloppe. Il débarrasse d'abord l'utérus des enveloppes fœtales ; soit par des tractions modérées faites avec une main pendant qu'avec l'autre il détruit les adhérences placentaires (jument), soit en désenchatonnant l'un après l'autre les cotylédons, soit en agissant sur le placenta fœtal à la manière d'un homme qui veut déboutonner son vêtement. Il opérera doucement, avec précaution et méthode, pour n'avoir pas d'hémorragie ou de déchirure, ou encore pour éviter l'arrachement de certains cotylédons. C'est quelquefois difficile ; si, parfois le désenchatonnement s'obtient sans efforts, d'autres fois les adhérences placentaires sont telles qu'il faut se servir d'un linge sec pour arriver à les détruire ; l'opération est ainsi plus longue, plus délicate et exige beaucoup d'attention.

Lorsque les enveloppes fœtales sont enlevées et si l'on juge que la réduction doive en être facilitée, on peut faire mettre debout la malade ; les avis sont partagés : à chacun d'agir au mieux de ses convenances.

Pour ma part, je laisse toujours la mère en décubitus. Je n'ai pas à craindre les ruades, les mouvements désordonnés de la mère, surtout de la jument même entravée ; les aides qui, de chaque côté, tiennent le drap sur lequel repose l'utérus sont exposés à être blessés dans ces réactions violentes et, devant le danger, ils pourraient laisser aller le drap au moment où ce serait le plus utile de soutenir énergiquement l'utérus déjà en grande partie rentré ; il serait aussitôt rétropulsé et tout serait à recommencer. D'un autre côté, la taille élevée de la jument met un opérateur de stature ordinaire en position défavorable pour exercer assez fortement des pressions sur l'organe qu'il veut réduire ; ses efforts sont dirigés d'arrière en avant et obliquement de bas en haut, ce qui en diminue l'intensité.

Après avoir nettoyé et débarrassé complètement la matrice de toutes les impuretés qui ont pu la souiller, il faut la réduire. Qu'il s'agisse de la vache ou de la jument, j'emploie le même procédé. Pendant toute l'opération, un aide verse doucement, sur l'organe hernié, de l'eau froide antiseptisée. Les mains placées de chaque côté de la vulve, les doigts légèrement écartés, je presse sur l'utérus pour le refouler, en ayant soin de résister aux efforts de la mère quand elle pousse et de pousser de toutes mes forces quand elle est calme. Les aides doivent tenir le drap suffisamment haut pour que l'utérus se trouve sur un plan un peu supérieur à la vulve.

Par ce refoulement progressif, j'arrive à faire rentrer la plus grande partie de l'organe, et je facilite cette rentrée en introduisant une main dans le vagin pour renfoncer plus complètement les parties déjà réduites et dégager ainsi le passage à la vulve, tout en maintenant avec l'autre main le reste de l'organe.

Je saisis ensuite à pleine main ce qui reste au dehors et, poussant plus énergiquement, j'obtiens la réduction totale de la masse dans le vagin. Alors, j'introduis le bras tout entier pour étendre l'utérus et le remettre bien à sa place, sans qu'il reste aucun pli à la surface de la muqueuse ; je maintiens quelques instants le bras ainsi complètement enfoncé dans la matrice ; enfin je fais relever la mère que l'on promène, si c'est possible, ou bien je la fais placer de telle façon que l'avant-main soit beaucoup plus bas que l'arrière-main.'

Si je suis appelé la nuit ou si je me trouve éloigné de chez moi, j'applique généralement le bandage de la « Maison rustique » ou, de préférence, celui de Lund. Je le fais plutôt pour tranquilliser le client que pour éviter un nouveau renversement. Pendant bien des années, et malgré la fréquence relative du renversement de l'utérus, je n'avais jamais observé de récidive. Mais en 1917, j'ai été appelé pour réduire une deuxième fois, chez une vache, un utérus que j'avais rentré l'avant-veille. Bien que ce cas soit le seul que j'aie constaté en trente-sept ans, il suffit à prouver la possibilité de la récidive. C'est pour cette raison que je conseille aux jeunes praticiens de recourir aux bandages, au moins dans les circonstances où ils y ont tout avantage ; il n'y a d'ailleurs pas à hésiter, puisque ce bandage ne nuit nullement à l'animal et ne laisse aucune trace de son application.

Poret (*R. M. V.*, 1875), relate un renversement complet de l'utérus chez une jument ; il le réduisit sans avoir enlevé préalablement le placenta, et, néanmoins obtint la guérison. Que les jeunes praticiens ne l'imitent pas ; on ne leur pardonnerait pas cette négligence ; et, si un accident survenait, on leur attribuerait la faute, car, sans en raisonner le motif, les cultivateurs savent qu'on doit enlever d'abord « la guérison », c'est-à-dire les enveloppes fœtales, et réduire la matrice avec une minutieuse propreté.

Barbey, de Mosles (Calvados) (*R. M. V.*, 1880), considère que tous les bandages contentifs sont nuisibles : il les proscrit d'une manière absolue. Pendant vingt années de pratique, il n'en a jamais employé et jamais il n'a constaté de second renversement.

Pour réduire la matrice, Feulon, de Faramant (Gers) (*R. M. V.*, 1886) fait soulever le train de derrière de la vache au moyen d'une corde passée en avant des membres postérieurs ; il amène ainsi la bête à se laisser tomber à genoux et la fait maintenir dans cette position. La réduction n'exige plus le moindre effort.

Brissot fait comme l'indique Bigoteau : il emmaillotte l'utérus ; par ce moyen, il a pu réduire cet organe chez une vache presque morte et sauver la malade, après une hémorragie abondante produite par l'arrachement de cotylédons (*R. M. V.*, 1889).Voilà encore un cas qui prouve qu'il ne faut jamais désespérer, et agir comme on doit le faire : « Tant qu'il y a de la vie, il y a de l'espoir. »

DETROYE cite dans le *R. M. V.*, 1889, un cas de renversement de l'utérus survenu chez une vache, six jours après le part. Il n'est pas partisan des bandages après la réduction. « Ce moyen est souvent inefficace, dit-il, mais encore il est dangereux en ce sens qu'il détermine parfois sur l'organe renversé des déchirures mortelles. » Il suffit, selon lui, de tenir le train postérieur des femelles un peu plus élevé que l'antérieur.

LANGLEN, d'Arras (*R. M. V.*, 1886), a pu très facilement réduire la matrice chez la jument, en faisant soulever et soutenir tout l'arrière-train par la queue.

MONTSARRAT est arrivé au même résultat par le même procédé. Au lieu du bandage, et l'utérus une fois replacé, il le bourre avec des serviettes imbibées d'une solution bouillie de lysol à 2 p. 100, qu'il laisse pendant plusieurs heures.

RIES (*R. M. V.*, 1894) a réduit un renversement de la matrice après anesthésie de la jument au chloroforme. Il faut, dit-il, avoir assisté à un accident de ce genre pour se faire une idée de la violence des spasmes expulsifs chez cette femelle. Aussi a-t-il recours au chloroforme ; alors il replace l'utérus, le lave en y injectant une solution crésylée tiède, et la jument ne fait plus d'efforts expulsifs. L'application des bandages sur la vulve lui semble plus nuisible qu'utile. Il y a, dans le mode anesthésique, une opération scientifiquement conduite qui donne du prestige auprès des clients.

PERRUSSEL, de Fontaneveaux (*R. M. V.*, 1902) rapporte cinq cas de renversement de l'utérus chez la vache, traités et réduits par scarification et emmaillottement. Après réduction, il emploie la méthode de DENEUBOURG, c'est-à-dire les injections antiseptiques intra-utérines massives, lors du déplacement de l'organe dans la cavité du bassin.

Roger CHOLET, de Royan (*R. M. V.*, 1914), rappelle les manœuvres destinées à refouler la masse herniée, qui épuisent l'opérateur et risquent de léser la muqueuse utérine. Il insiste sur l'inefficacité des procédés de BIGOTEAU, COCULET et ESMARCK. La position debout de la femelle lui paraît plus facile. A la suspension par les jarrets ou au pincement de la colonne vertébrale, il préfère l'anesthésie, et mieux, la méthode de Van Demmelen, laquelle consiste à faire avaler à l'animal une quantité suffisante d'alcool qui produit une résolution musculaire complète. Voici d'ailleurs comment il procède :

Avant toute manœuvre opératoire, il administre à la femelle un litre et demi d'eau-de-vie ordinaire, marc, calvados ou rhum ; puis, toilette de l'utérus, délivrance artificielle, ligature des pédicules hémorragiques, grands lavages à l'eau bouillie ou très faiblement antiseptique. Si la femelle est en décubitus, il la fait placer en position debout. Un aide maintient la tête ; deux autres, placés à l'extrémité d'une planche recouverte d'un drap, soutiennent l'organe prolabé, à la hauteur de la vulve ; puis après avoir enduit ou non d'un corps gras toute la surface de l'utérus pour faciliter le glissement de ses parois, il exerce sur la masse, des pressions très douces qui l'entraînent dans la cavité abdominale. Les cornes sont étalées. Un ovule à l'ichtyol ou au chinosol est laissé dans la cavité utérine ; enfin une suture est appliquée sur les lèvres vulvaires pour éviter la récidive de l'accident.

A propos du prolapsus utérin, Despruniée, de Pont-Audemer, a fait, en 1923, la relation suivante à la Société de Médecine vétérinaire de la Seine-Inférieure :

« Au lieu de recourir à la compression par des linges, de l'utérus souvent très volumineux, j'emploie le tannin à environ 10 p. 1000 dans l'eau tiède. Nettoyant minutieusement la muqueuse de toutes les saletés qu'elle peut porter, je l'arrose copieusement avec des linges imbibés de cette solution. Dès les premières minutes, la muqueuse ainsi arrosée, perd sa coloration brun violacé plus ou moins accentuée et devient successivement rouge, rosée, puis presque pâle ; la turgescence de l'organe diminue du même coup, et dans des conditions qui permettent d'effectuer assez facilement la rentrée de l'utérus — rentrée qui peut être facilitée encore si, l'animal étant couché, on a soin de tenir le train postérieur fortement soulevé.

« Pour avoir un dosage assez précis, je fais ma solution dans les proportions suivantes :

Tannin à l'éther .... 125 grammes
Alcool à 40° 500   —

« Ainsi préparée, elle se conserve indéfiniment ; faite simple
ment à l'eau distillée, elle se couvre bientôt de moisissures.

« Enfin j'emploie ordinairement un flacon de 250 grammes
de cette solution pour 10 à 12 litres d'eau tiède, quantité généralement suffisante pour obtenir l'effet recherché. »

Au lieu d'opérer la réduction comme je l'ai indiqué, quelques
auteurs et certains vétérinaires conseillent de commencer par
les parties les plus éloignées de la vulve. Je ne crois pas qu'il y
ait de règle absolue du manuel opératoire, tout en restant convaincu que le moyen auquel j'accorde la préférence est le
plus facile. C'est à chaque praticien de s'inspirer des circonstances.

Je ne suis pas partisan du moyen de suspension des grandes
femelles domestiques préconisé par LANGLEN et MONSARRAT ;
je craindrais, à tort peut-être, de voir se produire une luxation
de la région sacro-coccygienne, surtout quand il s'agit d'animaux de forte taille comme sont les vaches et les juments nor-
mandes.

La réduction de l'utérus ne paraît pas toujours possible, soit
à cause de son excès de volume ou de sa congestion, soit parce
que l'on n'a pu vaincre les efforts de la mère. Je ne crois pas à
cette impossibilité chez la vache, sans doute parce que j'ai toujours eu affaire à un simple renversement utérin que j'ai toujours pu réduire. La matrice est beaucoup plus résistante chez la
vache que chez la jument, et aussi moins facile à déchirer. Elle
est moins sensible aux causes d'irritation. Si donc, au lieu de la
réduire, certains vétérinaires ont dû recourir à son ablation,
c'est que des raisons majeures et d'un ordre différent les y ont
contraints, par exemple : la gangrène, l'inflammation, des lésions
traumatiques très étendues.

Il est incontestable que la situation est extrêmement grave,
la mort fatale, lorsque la matrice ne peut être réduite, remise en
place, en raison même des lésions qui se produisent à bref délai.
En pareil cas, il n'y a plus qu'à tenter l'extirpation totale. Je
n'ai jamais eu l'occasion de le faire ; mais si, en 1900, je conseillais aux jeunes confrères de n'y recourir qu'après avoir montré au
propriétaire l'état désespéré, la mort imminente, je les engagerai
aujourd'hui à amputer la matrice quand ils estimeront pouvoir
sauver la mère et lorsque le propriétaire préférera tenter cette
dernière chance plutôt que de faire abattre son animal pour la

boucherie. C'est qu'en effet, l'ablation de l'utérus irréductible a donné des résultats encourageants.

GIRARDOT (*R. M. V.*, 1898) relate neuf cas d'ablation de la matrice dont sept suivis de succès ; trois chez la truie, trois chez la vache, et un chez la chienne.

BARBEY cite également un heureux cas d'amputation de la matrice chez une truie (*R. M. V.*, 1880).

BOUDAUD, d'Aiguerandes (*R. M. V.*, 1887), a extirpé avec succès, la matrice d'une chienne par l'écrasement linéaire.

Par contre, LUCET (*R. M. V.*, 1896) cite deux cas de mort après l'opération chez la vache. Il ne croit pas aux succès si nombreux accusés par quelques-uns et il considère cette opération comme un ressource extrême.

Une fois décidée, l'extirpation de la matrice doit être pratiquée sans retard. Quel que soit le mode de ligature d'un organe aussi vasculaire et aussi développé, il faut exercer une compression assez énergique pour éviter une hémorragie et pour permettre l'excision immédiate. Bien entendu, le méat urinaire sera libre et on laissera un fort moignon qui, après avoir été rentré, se délimitera et tombera de lui-même.

Au cours de l'opération, des complications peuvent se produire, soit que la ligature n'ait pas été suffisamment compressive, soit qu'elle ait glissé avant que le sillon disjoncteur et la mortification aient été suffisants. Pour éviter ces accidents et augmenter les chances de réussite, je conseille la ligature élastique ; si le vétérinaire s'entoure de toutes les précautions, le succès viendra le récompenser de la hardiesse de sa tentative.

BERGEON (*Journal de zootechnie*, mars 1902), en présence d'un renversement complet qui datait de près de trente-six heures, sur une vache de 8 ans, et considérant sa malade comme à peu près perdue, résolut de pratiquer l'amputation. Après s'être assuré du point d'émergence de l'urèthre dans le vagin, il incisa l'utérus sur une longueur de 15 à 20 centimètres, constata que la vessie était renversée et procéda à sa réduction ; puis il plaça un solide lien de caoutchouc, à 10 centimètres environ de la vulve, l'enroula trois fois en le tendant très fortement, et enfin l'arrêta à l'aide d'un fil de soie. Il sectionna l'utérus à 4 centimètres en arrière de la ligature et rentra le moignon dans le bassin. Les suites de l'opération furent heureuses.

CHERBONNIER (*Journal de zootechnie*, 1902), sur une vache

atteinte d'un renversement complet, amputa un utérus volumineux, meurtri, souillé d'excréments et qui pendait dans les jambes de la malade. Après s'être assuré que l'organe prolabé ne contenait aucune anse intestinale, il plaça une ligature élastique formée par un tube de caoutchouc solide, puis il sectionna à quelques centimètres en arrière du lien élastique et rentra le moignon dans le vagin. Aucune complication ne survint.

Mais quelles que soient les chances de sauver la mère, le vétérinaire aura à lutter contre le propriétaire qui, le plus souvent, préférera faire tuer son animal, surtout une vache grasse et bonne pour la consommation, plutôt que de tenter les risques d'une opération. En Médecine vétérinaire, la raison économique prime toutes les autres.

Je sortirais des limites de cet ouvrage en m'étendant sur la description des autres lésions de la matrice et du vagin (gestation, part ou conséquence des manœuvres), ces lésions sont du ressort du vétérinaire et non de l'accoucheur. Pour une raison analogue, je laisserai de côté les maladies qui affectent si fréquemment nos grandes femelles domestiques après la parturition.

QUATRIÈME PARTIE

LES OPÉRATIONS OBSTÉTRICALES

On pourrait ranger sous ce titre toutes les interventions chirurgicales du vétérinaire accoucheur ; les plus simples ont été étudiées au cours de ce travail.

Les opérations obstétricales proprement dites, sont :

L'embryotomie ;

L'hystérotomie vaginale ;

L'opération césarienne.

CHAPITRE PREMIER

EMBRYOTOMIE

L'embryotomie consiste dans la mutilation du fœtus, par avulsion d'une ou plusieurs de ses parties qui opposent un obstacle invincible à son extraction.

En étudiant les différentes causes de dystocie, j'ai indiqué quelles parties du produit devaient être enlevées. Il ne reste plus qu'à faire connaître la pratique de la réduction de volume du fœtus.

Les cas où il faut recourir à l'embryotomie sont plus rares qu'on ne le pense ; les moyens dont sait disposer un accoucheur expert l'en dispensent presque toujours. Pour ma part, je ne fais que très exceptionnellement l'embryotomie, trouvant une manière ou une autre de terminer l'accouchement.

C'est l'opinion que GRÜNN, vétérinaire de district de Windsbach, exprimait dans le *R. M. V.*, en 1891 : « Cette opération est un pis-aller auquel le praticien habile n'a recours que dans les cas absolument exceptionnels, par exemple le volume trop considérable du fœtus. Son emploi fréquent dénote, en général, un manque d'aptitudes pratiques. L'embryotomie est un excellent exercice pour développer l'habileté manuelle des jeunes vétérinaires ; mais le praticien exercé et qui sait utiliser toutes les ressources que lui fournit la capacité d'un bassin ne la tiendra pas en grand honneur. »

GORING dit à ce même propos : « Inutile de parler de l'embryotomie qui joue certainement un rôle plus considérable dans les livres que dans la pratique. »

J'ai la conviction que la plupart des praticiens pensent de
même ; mais il faut néanmoins que le jeune vétérinaire sache
faire une embryotomie et qu'il y apporte une certaine dextérité : *cito, tuto et jucunde*. Pourquoi ? parce que les empiriques
y ont souvent recours et qu'ils savent généralement très bien
s'y prendre. Le public jugerait sévèrement le jeune praticien
qui se montrerait inférieur à son concurrent.

a) Céphalotomie. Crâniotomie. Céphalotripsie. Décapitation.

En théorie, ces distinctions peuvent être conservées ; pratiquement, elles n'ont plus de raison d'être, les moyens à employer
étant les mêmes.

L'obstacle apporté par la tête résulte-t-il d'une affection
intra-crânienne, d'un excès de volume ou d'une monstruosité, si
on n'a pu arriver à la faire sortir par un procédé quelconque, il
faut sacrifier le sujet : c'est le cas d'utiliser les crochets dont, au
début, j'ai subordonné l'emploi à l'usage préalable des lacs.

Le bistouri droit, courbe ou à serpette est difficile à manier,
tellement l'espace est limité ; l'introduction de l'instrument est
pénible, dangereuse même. La main seule a déjà beaucoup de
peine à pénétrer dans l'excavation du bassin toute remplie de la
masse fœtale ; elle est, le plus souvent, paralysée par suite de la
compression du bras. Comment pourrait-elle, dans ces conditions, manier le bistouri ? Au contraire, avec un long crochet
mousse ou pointu, elle peut être aidée dans ses différents mouvements par l'autre main qui, du dehors, dirigera le crochet
vers les parties à atteindre. Je n'hésite jamais à donner la préférence à cet instrument avec lequel je vais briser le crâne, en l'y
implantant solidement et en faisant tirer les aides d'une façon
modérée. La main reste au point d'implantation pour mesurer
l'intensité des tractions. J'obtiens ainsi facilement la sortie du
liquide qui avait déformé le crâne ; ou bien je casse ses enveloppes osseuses que j'amène au dehors avec la main, morceau
par morceau. Lorsque j'ai suffisamment diminué l'excès de
volume, il m'est encore possible de fixer à nouveau le même
crochet en un point quelconque de la région crânienne pour aider
à sa sortie et terminer la parturition. En agissant avec douceur,
lentement et prudemment, il n'y a que très peu de risques de
blesser la mère ; si cet accident arrivait, il ne présenterait que

peu de gravité et se bornerait à une légère déchirure très vite cicatrisée.

Certes, il est aisé de dire qu'avec le bistouri, on fait ceci, cela ; qu'on l'introduit ici ou là ; et qu'on incise telle ou telle partie ; mais, en pratique, on ne fait pas toujours ce que l'on veut et encore moins là. On éprouverait de cruelles déceptions à vouloir s'en tenir aux règles des traités. J'ai essayé du bistouri, à mes débuts, et j'en ai vite reconnu les inconvénients et les risques qu'il faisait courir à l'opérateur trop gêné pour le manier avec sécurité ; je l'ai abandonné définitivement depuis longtemps pour ne me servir que du crochet dont j'ai toujours retiré les meilleurs résultats.

DÉCAPITATION.

On peut être obligé de décapiter le fœtus ; par exemple lorsqu'il s'agit d'un monstre eusomphalien, monomphalien, monosomien ou sysomien ; ou bien lorsque la tête d'un fœtus normal est sortie et qu'il est impossible de la faire rentrer, si cette manœuvre est indispensable pour aller chercher les membres antérieurs : la décapitation en quelques instants, avec le bistouri, n'offre alors aucune difficulté. Je rappelle seulement qu'il faut recouvrir de peau le moignon, pour ne faire aucune blessure à la mère.

Lorsque, au contraire, la tête est restée au delà du détroit antérieur, c'est au crochet qu'il faut en appeler : on l'implante dans les muscles de la région atloïdo-occipitale ; à plusieurs reprises, on les déchire par des tractions convenables ; et enfin on désarticule et on obtient la séparation d'avec l'encolure.

b) Avulsion des membres antérieurs.

L'avulsion des membres antérieurs est assez facile d'après le procédé de HUVELLIER (*Traité d'Obstétrique* de SAINT-CYR et VIOLET). Je dis relativement aisée, parce que l'avulsion des membres n'est faite que si le bassin, trop étroit par rapport au fœtus, a rendu impossible son extraction en entier. Les manœuvres sont d'autant plus pénibles et difficiles que l'exiguité du bassin est plus grande.

Je ne saurais trop recommander aux jeunes vétérinaires les

indications du procédé classique de HUVELLIER. Ils ne devront
pas oublier que, dans les villages, ils trouveront un empirique et
même un propriétaire s'acquittant bien de cette opération. On
ne comprendrait plus qu'ils ne puissent s'en tirer au moins aussi
promptement et aussi habilement.

On peut cependant opérer aisément et beaucoup plus vite
par d'autres procédés :

1º En allant inciser circulairement la peau autour de l'épaule

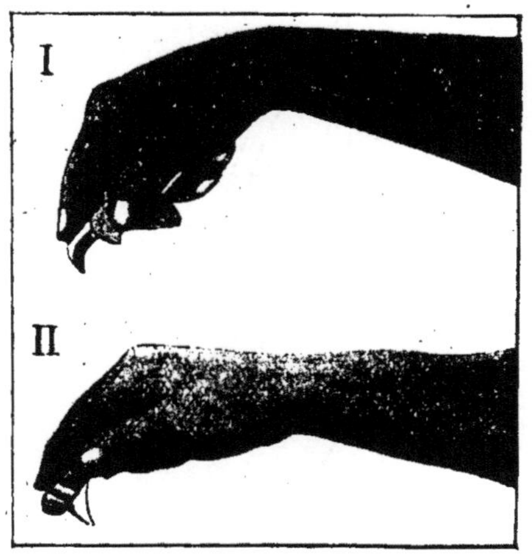

Fig. 26. — Embryotome modèle Gosselin.

et dans l'inter-ars, et en intéressant les muscles pectoraux, soit
avec le bistouri à serpette, soit : *a)* avec l'embryotome GOSSELIN
(fig. 26) (*R. M. V.*, janvier 1913), qui se recommande par
son faible volume, la disposition de sa lame entièrement
cachée dans un manche coudé, tenu tout entier dans la main et
qui a l'avantage d'être démontable, facile à nettoyer et à
stériliser. On juge de la position comparée de la main armée
pendant l'intervention, selon qu'elle tient l'embryotome à
manche droit (fig. 1) ou celui incurvé en banane modèle
Gosselin (fig. 2). Avec ce dernier, l'incurvation du manche
reporte sur l'embryotome la flexion du poignet et réduit au
minimum l'encombrement de l'utérus par la main armée ; soit

b) avec le pistolet obstétrical de FRUCHART, vétérinaire à Pontorson (fig. 27, 28, 29, 30).

Cet instrument présente de grands avantages : quand le bras est engagé dans la matrice, comprimé en tous sens et souvent engourdi, la main gênée par les enveloppes ne possède plus

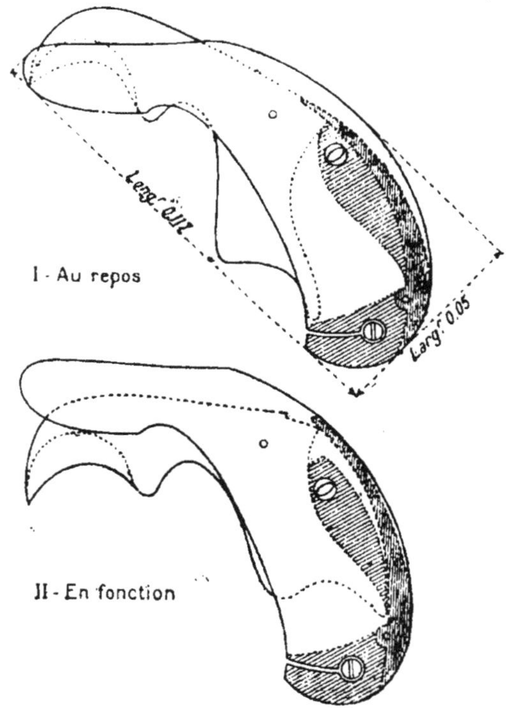

Fig. 27 et 28. — Pistolet de parturition de Fruchart.

qu'une liberté de mouvements très réduite ; il convient de ne lui demander d'efforts que de la part de muscles puissants.

Or, quelle que soit la gêne du moment, l'opérateur peut ioujours fermer la main avec force parce qu'ici entrent en jeu tout un groupe de fléchisseurs (celui qui est commun au médius, à l'annulaire et à l'auriculaire). Il peut sans peine aussi retirer le bras. Eh bien, ce sont les deux gestes utilisés dans l'emploi du « Pistolet de parturition ».

La crosse est solidement fixée dans le creux de la main dont elle épouse la forme, le canon dirigé par l'index et le pouce ; le médius et l'annulaire au repos sur la gâchette. Au travail, la main se ferme, la gâchette disparaît dans la crosse, la lame fait une saillie en bec d'aigle, pénétrant sans effort dans les chairs du fœtus, par le seul fait de retirer le bras.

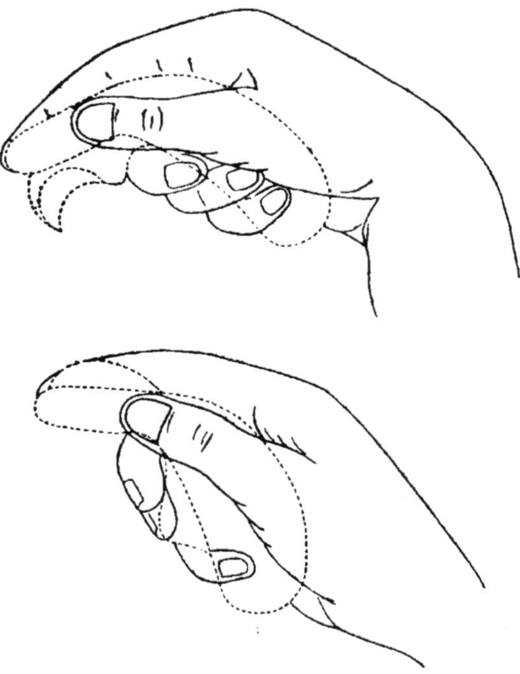

Fig. 29 et 30. — Position du pistolet de parturition
dans la main de l'opérateur.

Donc, maximum d'effet pour un effort réduit au maximum.

2° Par le procédé que recommande le professeur MOUSSU : inciser la peau depuis l'ars jusqu'au canon, ensuite les muscles pectoraux et leur tissu conjonctif, puis arracher le membre par des tractions suffisantes et par une contre-extension convenable sur le produit.

3° Enfin, comme je le fais moi-même depuis déjà longtemps : lorsque les tractions ont fait sortir jusqu'au genou hors de la vulve le membre à enlever, je fais une boutonnière à la peau, en dehors et en dedans au niveau de cette région, au lieu de l'inciser circulairement. A la faveur de cette boutonnière, j'introduis sous la peau une tige de fer aplatie à son extrémité en forme de cuillère (fig. 31); et pendant qu'avec la main je surveille sa pénétration et ses mouvements, un aide pousse très fortement cette tige qui va dilacérer le tissu conjonctif jusque vers la région de l'épaule ; j'imite le boucher avant l'insufflation. Quand j'ai ainsi séparé la peau aussi complètement que possible, et que j'ai complété l'incision autour du genou, je commande des tractions très vigoureuses, de préférence avec la vêleuse ; les muscles cèdent, se déchirent, et le membre tout entier est facilement arraché ; j'aide, s'il est nécessaire, en faisant passer entre les muscles de la face postérieure de l'avant-bras un fort bâton dont mes auxiliaires se servent, comme d'un levier, pour tordre le membre dans un sens ou dans l'autre et activer l'arrachement.

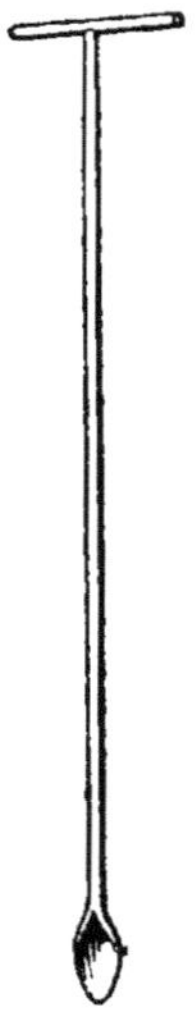

Est-ce la meilleure façon ? En tous cas elle me réussit car je fais l'avulsion des membres rapidement, sans trop de fatigue pour la parturiente.

Quelquefois il suffit de sectionner au bistouri les parties molles et les attaches musculaires à mesure que le membre sort de la vulve. Chez le poulain, l'avulsion des antérieurs est toujours facilitée par la dilacération du conjonctif sous-cutané, car la résistance à vaincre tient beaucoup plus à celle de la peau qu'à celle des muscles qui se déchirent assez facilement. Je recommande donc l'emploi d'une spatule terminée en T à son extrémité maniable ; toujours la main surveille, prévient des échappées possibles si la peau venait à se déchirer pendant que l'instrument, poussé en haut vers l'épaule, s'enfonce brusquement.

Fig. 31. — Tige de fer pour dilacération du tissu conjonctif dans le cas d'avulsion des membres.

Du reste, ce procédé est celui qu'indique le professeur HENDRICK (*R. M. V.*, 1904), « l'emploi d'une spatule pour détacher la peau d'avec les parties sous-jacentes ».

J'indique, pour mémoire, la méthode et l'embryotome de

Stuven, vétérinaire à Amsterdam. « Cette méthode, dit le professeur Moussu, paraît en théorie éminemment ingénieuse ; elle ne fait supporter aux organes maternels que le minimum de contusions indirectes et il est fort admissible que le nombre des succès, dans les circonstances où elle est applicable, soit supérieur à ceux de l'embryotomie par morcellement fragmentaire. »

Il peut arriver que des tractions trop violentes amènent la désarticulation scapulo-humérale et que le membre soit arraché sans qu'on ait eu le scapulum et sans qu'on ait obtenu avec lui la diminution de volume recherchée. En pareille occurrence, il faut faire l'avulsion du second membre antérieur. Je conseille de recourir au procédé que j'ai indiqué ou à celui de Huvellier ; nombre de cultivateurs le connaissent pour l'avoir vu mettre en œuvre : on évitera de la sorte les critiques et c'est là une considération dont il faut tenir compte.

Lorsqu'on a eu entièrement le second membre, il reste à faire sortir le produit mutilé. On se trouvera bien des tractions sur l'épaule non enlevée, au moyen d'un fort crochet implanté dans la masse musculaire, tractions obliquement dirigées vers le côté opposé. Il y aura même avantage à faire franchir le détroit antérieur à cette épaule, avant de tirer sur le tout. Et si, par malheur, aucun procédé n'avait amené les deux épaules, il n'y aurait plus qu'à s'efforcer de les avoir avec des crochets implantés sur chacune d'elles, afin de les faire passer l'une après l'autre dans le détroit antérieur.

Presque toujours le membre tout entier cède quand on dirige les tractions convenablement et qu'on veille à ce qu'elles ne soient ni trop brusques ni trop intenses.

L'avulsion des membres, notamment ceux de devant, est fréquemment faite par des empiriques lorsque, après avoir tiré en vain sur le produit, ils ont jugé cette mutilation indispensable, mais souvent à tort : d'abord parce qu'ils ne connaissent pas les petits artifices qui leur auraient fait mieux terminer l'accouchement, ensuite pour faire montre de leur talent. Il est juste de reconnaître que certains s'en acquittent habilement.

Le vétérinaire n'a pas les mêmes raisons de prendre aussi vite cette grave détermination ; auparavant, il doit mettre en œuvre tous les moyens connus. C'est ainsi que bien souvent, appelé pour terminer une parturition par l'embryotomie, après qu'on avait vainement et pendant très longtemps tiré sur le sujet, je suis arrivé très facilement à mes fins d'une façon simple et sans dépenser trop de force. Tantôt, il me suffisait de modifier la position du fœtus et ses rapports avec les parois du bassin, tantôt je recourais à un changement de position de la mère, la plaçant dans un décubitus dorsal ou ventral, tantôt je faisais diriger les tractions dans le sens qui m'apparaissait favorable. Enfin, fréquemment je ne faisais tirer d'abord que sur un membre, ensuite sur l'autre, jusqu'à ce que le produit ait franchi la cavité pelvienne ; ainsi s'y prendrait un homme qui se faufilerait par une ouverture trop étroite pour la largeur de ses épaules, engageant l'une, ainsi que la tête, puis l'autre qui passe à son tour sans difficulté.

La désarticulation au coude ou au jarret se pratique rarement : elle est indiquée lorsque l'excès de longueur du membre empêche son refoulement en avant du détroit antérieur. Mais les dangers qui peuvent résulter pour la mère du refoulement du moignon lui-même sont tels, que la plupart des vétérinaires préfèrent ne pas y recourir.

c) Avulsion des membres postérieurs.

J'ai indiqué dans quelles circonstances le praticien est obligé de faire l'avulsion des membres de derrière. La manière d'opérer est la même que pour les membres antérieurs.

Après avoir dépouillé les parties amenées au dehors, dilacéré le conjonctif sous-cutané au moyen de la spatule et refoulé la peau le plus haut possible, on fait tirer très fortement sur le membre, tout en exerçant une contre-extension sur le bassin du fœtus à l'aide d'un repoussoir. (J'ai montré qu'on pouvait improviser un appareil de ce genre avec une fourche en bois dont on aurait suffisamment raccourci et émoussé les deux branches.)

Mais les masses musculaires sont plus volumineuses et plus résistantes. Pour faciliter l'arrachement, il est bon, autant que possible, d'aller avec le bistouri à serpette ou avec un embryotome taillader et inciser profondément les fessiers et les muscles de la croupe ; on diminue ainsi l'intensité des tractions. Lorsque l'exiguité de l'espace resté libre dans le bassin ne permettra pas cette manœuvre, on pourra faire usage des crochets, en les introduisant à plat, entre le bassin et le membre à arracher ; la main

restée enfoncée les saisit, les dirige vers les endroits d'élection et
les implante. Un fort bâton placé sous la corde du jarret et ma-
nœuvré comme une tarière tordra le membre et aidera puissamment à l'arrachement.

On a conseillé encore d'aller placer un long crochet sur l'extrémité supérieure du fémur pour la désarticulation d'avec le coxal,
mais c'est beaucoup plus facile en théorie qu'en pratique.

d) **Détroncation.**

En étudiant les différentes présentations et positions dystociques, j'ai montré dans quels cas cette opération était indiquée.
Lorsque l'accoucheur en a reconnu la nécessité, mieux vaut qu'il
la fasse de suite, plutôt que d'épuiser la mère par d'autres manœuvres et compromettre le succès probable.

FAVEREAU, de Neufchâtel, a dû faire la détroncation *in
matricem*, dans un cas de gestation gémellaire avec présentation
transversale par le dos ; il a pratiqué cette opération avec le
bistouri à serpette et l'a complétée par l'éviscération ; la mère
survécut (*R. M. V.*, 1885).

Mais la détroncation dans la matrice présente de grands dangers et de trop faibles chances de réussite. Elle ne s'impose que
s'il a été impossible d'obtenir l'arrière-train et que déjà l'avant-
main a été amenée au dehors, quelquefois jusqu'à la région lombaire. Elle n'offre alors aucune difficulté. Quand on a eu soin
de recouvrir le moignon avec la peau, on peut le refouler jusqu'en avant du détroit antérieur, sans craindre de blesser la
mère. Il faut diriger les efforts de façon à faire exécuter au
fœtus un mouvement de bascule et à faciliter la préhension des
membres postérieurs.

Je ne conseille pas de procéder comme l'indiquait SAINT-CYR
dans son premier traité d'obstétrique ; d'aller à la recherche des
membres postérieurs avant d'avoir refoulé le tronçon. En effet,
la présence dans le bassin de cette masse qui emplit toute la
cavité, doit rendre tout au moins pénible et parfois impossible
cette manœuvre ; d'autre part, il n'est pas nécessaire d'avoir les
membres pour faire basculer le tronçon de la colonne vertébrale.
Lorsque celui-ci est refoulé au delà du bassin et poussé dans l'un
des flancs, il devient plus facile de saisir les jambes de derrière
et de les amener en bonne position dans le bassin.

Cette opération que Canu a pratiquée dès 1837 avec succès, a été faite depuis par un grand nombre de praticiens. J'y ai eu recours autrefois moi-même fréquemment quand les femelles et, surtout les bovines n'avaient pas un développement suffisant du bassin ou vêlaient de très jeune âge. Aujourd'hui, les cas qui obligent de faire la détroncation sont moins nombreux mais le praticien ne devra pas hésiter s'il ne peut terminer un part impossible autrement. Il n'est même pas indispensable de recouvrir le moignon avec la peau, pour éviter les blessures de la matrice, bien que ce soit une excellente précaution.

e) **Eviscération.**

L'arrachement des viscères, soit abdominaux, soit thoraciques, ou bien des uns et des autres, est nécessaire quand le thorax ou l'abdomen (dans certains cas de maladies du fœtus, l'ascite notamment,) est devenu tellement volumineux qu'il apporte un obstacle invincible à l'obtention du produit.

Je conseille, pour faire l'éviscération, de recourir le moins possible aux instruments tranchants, surtout lorsqu'on est obligé de les porter trop loin dans l'excavation du bassin : il y aurait trop à craindre des échappées, car il ne faut pas oublier que le bras est fortement comprimé et que la main se trouve sans force pour diriger avec assurance l'instrument qu'elle tient et dont elle ne peut même plus se servir.

Au contraire, avec le crochet (fig. 33) que guide la main laissée au dehors, les mouvements de l'autre main emprisonnée dans la matrice, sont secondés jusqu'au point à atteindre.

L'implantation de l'instrument est facile et on peut, sans danger, faire la déchirure qui permettra soit l'écoulement des eaux contenues en abondance dans l'abdomen ou le thorax, soit l'arrachement des organes splanchniques.

J'ai souvent essayé de me servir des bistouris et embryotomes prônés par les inventeurs ; jamais leur

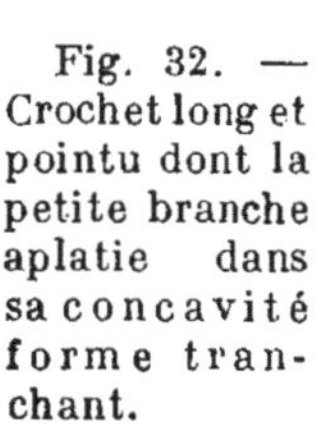

Fig. 32. — Crochet long et pointu dont la petite branche aplatie dans sa concavité forme tranchant.

emploi ne m'a satisfait et je les ai abandonnés en faveur du simple crochet.

Mais lorsqu'on veut déchirer avec le crochet, il en est un que j'ai fait confectionner tout exprès : il est long de manche ; on peut le manœuvrer du dehors et le diriger avec la main qui est enfoncée dans l'excavation du bassin. Son anse ne mesure que 5 centimètres environ mais, au lieu d'être ronde comme le reste de l'instrument, cette branche est aplatie vers la concavité, de façon à rendre l'arête un peu tranchante. Dans tous les cas où il serait impossible au trop dangereux de faire usage du bistouri à serpette ou des embryotomes, je recommande expressément cet appareil très simple.

CHAPITRE II

———

HYSTÉROTOMIE VAGINALE

———

La seule indication de cette opération réside dans l'obstacle absolu apporté à la sortie du fœtus par l'induration du col de la matrice et l'impossibilité de le dilater.

J'écrivais, dans la première édition de 1903 : « Quand l'opérateur a constaté qu'il ne s'agit pas d'un simple spasme, d'un resserrement momentané ; quand il a la certitude d'une modification, d'une dégénérescence des tissus empêchant leur dilatation, il n'a pas à hésiter : il doit faire l'hystérotomie, c'est-à-dire l'incision du col utérin. »

Cette opération est certainement très grave, quoique d'exécution assez facile. Le vétérinaire prévient le propriétaire des conséquences possibles, lui laisse entrevoir la mort de la mère et suggère cette ultime ressource : le produit est vivant et il n'existe aucun autre moyen moins dangereux de l'obtenir. Une fois l'assentiment du client acquis, le praticien doit se hâter.

Le plus souvent, les tentatives faites pour dilater le col ont eu pour résultat de permettre l'introduction d'un doigt ; si on a la force suffisante, on pourra, avec le doigt enfoncé, amener le col le plus près possible de la vulve, cela facilitera l'action de l'autre main qui tient l'instrument. Si c'est impossible, si le col ne peut être ainsi amené au plus près, il faut aller l'inciser. Les incisions doivent être peu profondes, autrement elles pourraient provoquer des hémorragies graves ; de plus, elles risqueraient de déterminer de larges déchirures du corps de la matrice, quand le fœtus s'engagera et que son volume obligera de tirer fortement. Mieux vaut les multiplier.

Mon instrument de prédilection n'est ni le bistouri ni le lithotome, mais la plus petite des flammes. Une garniture d'étoupes autour de la charnière immobilise la flamme et la fixe dans le prolongement de la gaine. Je l'introduis à pleine main, l'index allongé sur la partie tranchante ; quand elle a atteint le col induré, je la tourne dans le sens de l'incision, l'index placé sur le dos de l'instrument, je presse pour le faire pénétrer dans les tissus. Le doigt se rend compte de la profondeur de l'incision et de ses limites. Je fais, de chaque côté du col, deux à quatre scarifications peu profondes : elles suffisent pour l'ouvrir à la sortie du fœtus.

Les propriétaires n'acceptent que très difficilement cette intervention. Les dangers, les risques leur paraissent trop grands.

En effet, au lieu de courir les chances d'une opération suivie de la mort de la mère et du produit, ils préfèrent diminuer le préjudice en faisant sacrifier la mère pour la consommation. C'est pourquoi le vétérinaire n'aura pour ainsi dire plus à faire l'hystérotomie vaginale, à moins que, pour avoir le produit vivant, l'éleveur soit consentant, immédiatement avant de faire tuer la mère par le boucher.

CHAPITRE III

OPÉRATION CÉSARIENNE

C'est, sans contredit, la dernière chose à tenter pour sauver la mère. De toutes les opérations obstétricales vétérinaires, elle est la plus redoutable par ses conséquences. Sa gravité, variable suivant l'espèce, est encore accrue par les conditions presque toujours défavorables du milieu. Aussi grandes et méticuleuses que puissent être les précautions antiseptiques, on ne pourra que difficilement se mettre à l'abri des dangers d'infection.

Je n'hésite cependant pas à la conseiller chez nos petites femelles : truie, chienne, brebis, alors que je la considère comme presque fatale chez la vache et la jument.

Mais il faut que le praticien soit déjà un habile chirurgien. Il est indéniable qu'il pourra réussir, puisque, dès 1889, Derain de Saint-Léger-sur-Dheune, a pu sauver la vache et obtenir un veau vivant, du poids de 39 kilogrammes. Il avait fait, à la partie moyenne de la paroi abdominale, une incision de 45 centimètres de longueur, allant jusqu'au péritoine, incisé ensuite la matrice sur 30 centimètres ; puis, ayant sorti le veau et désinfecté l'utérus au crésyl, il sutura en surjets, au catgut, successivement la matrice, le péritoine et les muscles abdominaux, et enfin la peau, au crin de Florence.

Peupion, vétérinaire militaire (*R. M. V.*, 1885), enregistre un succès sur une chienne bull-terrier.

Nazeau, de Magny, fait aussi l'opération césarienne sur une chienne atteinte de hernie utérine (*R. M. V.*, 1888).

Le professeur Mathis cite le fait d'une chienne dont un des

fœtus obturait le détroit antérieur, sans qu'il ait été possible de remédier autrement à cette dystocie, à cause de l'exiguité des voies maternelles.

RIES (*R. M. V.*, 1892), a fait deux fois cette opération sur la truie, dont une fois suivie de succès. Les truies adultes supportent mieux l'opération que les primipares.

MOROT, de Troyes, a pu obtenir un veau vivant, de 75 kilogrammes, qui mourut six jours après, d'une entérite diarrhéique ; la mère avait été sacrifiée pour la boucherie aussitôt après l'opération.

Le docteur MOREL, autrefois vétérinaire à Saint-Lô, a fait, en 1898, l'opération césarienne chez une vache. Le produit était en présentation antérieure : c'était un veau monstrueux de grosseur. Aucune traction n'aboutit ; l'avulsion des membres antérieurs et de la tête, l'éviscération ne permirent pas d'obtenir le train de derrière. L'opérateur pratiqua l'opération césarienne par une incision au flanc droit. La mère mourut de péritonite.

DE BRUNN (*R. M. V.*, 1907) y a eu recours chez une truie. Il a d'abord fait l'anesthésie locale hypodermique (quatre à cinq injections de 0 gr. 30 à 0 gr. 50 de cocaïne dans 10 centimètres cubes d'eau bouillie) ; puis une piqûre de 5 gouttes d'une solution d'adrénaline à 1 p. 100, et une nouvelle injection de cocaïne dans l'épaisseur du muscle transverse ; il a savonné et rasé la région ventrale et le flanc droit arrosés d'un antiseptique. D'après cet auteur, l'anesthésie générale présenterait un risque de syncope, voire de mort subite. Voici le détail de l'intervention :

Le corps est recouvert tout entier d'un linge bouilli, plusieurs autres sont tenus prêts dans un récipient rempli d'eau bouillie. Dans ce linge, DE BRUNN pratique, au niveau du flanc, une fenêtre ovalaire correspondant au champ opératoire. Il incise la peau dans le sens des fibres du muscle oblique interne, c'est à-dire d'arrière en avant et de haut en bas, sur 15 à 20 centimètres. Après avoir traversé successivement les muscles oblique externe et interne, et le transverse, il arrête complètement l'hémorragie consécutive, arrive sur la couche adipeuse et sur le péritoine qu'il sectionne avec les ciseaux mousses et courbes.

A ce moment, si le liquide qui s'écoule est clair, séreux, tenant en suspension quelques flocons fibrineux, l'état général est bon ; si, au contraire, le liquide est de coloration rougeâtre, s'il répand une odeur plus ou moins nauséabonde, c'est le signe d'une péritonite septique qui réduit à néant les chances de succès de l'opération.

Après avoir changé le linge bouilli qui recouvre le corps, il dégage les cornes utérines et les sort de l'abdomen ; dès lors, il est facile de se rendre compte de la situation, ainsi que du nombre des fœtus contenus dans chaque corne utérine. Pour sortir les fœtus, il incise sur la partie convexe (c'est-à-dire sur la paroi opposée au point d'insertion des ligaments larges) la première ampoule, celle qui se trouve le plus rapprochée du corps utérin ; cette incision est franche, longitudinale et mesure de 7 à 12 centimètres. Trop courte, elle rendrait difficile l'extraction du fœtus ; DE BRUNN préconise la section des première et deuxième ampoules, en prenant pour point de départ le corps de l'utérus. Ce procédé a l'avantage non seulement de faciliter le dégagement de tous les fœtus contenus dans la corne utérine incisée, mais encore il permet de pousser les fœtus de la corne opposée vers cette même porte de sortie et d'éviter toute nouvelle brèche utérine.

Aussitôt l'utérus débarrassé des fœtus, enveloppes et de tout le liquide, il fait au plus tôt une suture, suture double et à points passés, intéressant d'abord les lèvres de la plaie dans toute leur épaisseur, ensuite invaginée et consolidée par une suture séro-séreuse avec la soie stérilisée. Une petite hémorragie due à l'inertie des parois utérines est arrêtée par le massage de cette région. Les points de suture de la plaie abdominale avec de la forte soie stérilisée sont disposés de telle sorte que les bords de la plaie péritonéale arrivent en contact. Enfin, une dernière suture à bourdonnets, n'intéressant que la peau, complète la réparation du trauma que l'on saupoudre d'une poudre antiseptique. Pas de bandage de corps : le sujet est placé sur une litière fraîche et maintenu à la diète liquide pendant plusieurs jours.

De la relation de vingt-quatre cas d'opération césarienne, DE BRUNN conclut : « Qu'elle sera assurée du succès toutes les fois qu'on pourra opérer sous le couvert de l'asepsie, à condition que les organes génitaux ne soient pas infectés ni lésés par des manœuvres dystociques intempestives, et que le début de l'accouchement ne remonte pas au delà de vingt-quatre heures. »

J'ai été témoin, pendant mon enfance, de cette opération sur une brebis. Le moment de l'agnelage était passé ; le col refermé de la matrice ne permettait plus de faire l'accouchement par les voies naturelles. Les agneaux, morts depuis plusieurs jours, furent retirés par le flanc ; la matrice bien nettoyée fut recousue tout simplement ainsi que la peau. La mère survécut.

J'ai tenu à citer ce fait personnel d'abord pour montrer aux jeunes vétérinaires qu'il faut toujours tenter les chances d'une intervention sans laquelle la mère est vouée fatalement à la mort, et aussi pour rendre un pieux hommage à la mémoire de mon père qui fut l'opérateur. Il m'apprit, dès mon jeune âge, à aimer l'obstétrique vétérinaire et, tout en guidant mes premiers essais, me donna ses leçons frappées au coin du bon sens et d'une savante expérience, ce dont j'ai tiré grand profit.

La hernie utérine, les rétrécissements du bassin à quelque cause qu'ils soient dus, et la gestation utérine ne sont pas les seuls cas pour lesquels l'opération césarienne soit indiquée. Il existe, surtout chez les petites femelles multipares et notamment chez la truie, certaines dystocies dont on viendrait à bout sans moyens chirurgicaux si les dimensions de l'utérus et de la cavité pelvienne permettaient à l'opérateur d'y engager la main ; mais les passages sont trop exigus, et très souvent il lui est impossible de dépasser le détroit antérieur. Dans ces conditions, on ne peut songer à obtenir les fœtus que par l'opération césarienne. Chez ces petites femelles, heureusement, la sensibilité du péritoine est obtuse ; il y a des chances de guérir la mère et d'avoir sinon tous les petits vivants, du moins quelques-uns. Tel est l'exemple d'une mauvaise présentation d'un fœtus mort empêchant ceux qui sont vivants d'avancer après lui dans la filière pelvienne. Il est impossible, la plupart du temps, de rectifier la position du cadavre ou de l'amener au dehors, puisqu'on peut à peine le toucher du doigt. C'est ordinairement la règle quand le sujet se présente au détroit antérieur, contre les parois duquel il vient buter et qu'il ne peut franchir. Si on attend, la mère s'épuise, les autres fœtus meurent et le propriétaire risque de tout perdre. Devant cette extrémité, il ne faut pas hésiter à conseiller l'opération césarienne, surtout maintenant qu'on sait opérer avec des précautions d'antisepsie et d'asepsie rigoureuses.

Symphyséotomie. — On y a quelquefois recours en médecine humaine ; elle n'a pas sa place parmi nos opérations vétérinaires.

CINQUIÈME PARTIE

ACCIDENTS CONSÉCUTIFS AU PART

CHAPITRE PREMIER

NON-DÉLIVRANCE

La non-délivrance est extrêmement fréquente chez la vache ; on ne l'observe au contraire que très rarement chez la jument et chez les autres femelles domestiques. Dans le part physiologique, BEDEL considère que l'expulsion du délivre a lieu treize fois sur dix-neuf, de la troisième à la cinquième heure après l'accouchement.

Lorsqu'il s'agit de la vache, on n'appelle le vétérinaire que si cet accident a une répercussion sur l'état général ; quand, par exemple, on observe de la tristesse, la perte de l'appétit, la suspension de la rumination et le tarissement partiel de la sécrétion lactée.

Pour la jument, au contraire, le propriétaire est plus inquiet ; il redoute des complications et il mande le praticien presque immédiatement. Celui-ci ne devra pas hésiter à faire de suite la délivrance artificielle. Cette opération n'offre aucune difficulté.

Après avoir fait solidement entraver la jument, qui supporte très mal l'exploration de la matrice et dont les mouvements de défense seraient dangereux, le praticien introduit la main huilée entre la muqueuse utérine et lès enveloppes fœtales ; et, tandis qu'il détruit très facilement les adhérences placentaires à leur point d'insertion, l'autre main restée au dehors opère une légère traction sur les enveloppes qu'on obtient tout entières. Mais il faut aller lentement, graduellement pour éviter une hémorragie.

VERNANT, de Clamecy, relate (*R. M. V.*, 1872) une double observation clinique montrant le danger de faire, immédiatement après le poulinage, des tractions inconsidérées sur les enveloppes apparentes ; deux juments que le propriétaire lui-même avait voulu ainsi délivrer ont succombé à une hémorragie imputable à ces tractions.

La nécessité d'agir sans retard a pour objet de prévenir un renversement de l'utérus qui surviendrait par arrachement des enveloppes fœtales si la mère venait à les fouler aux pieds ; le fond de la corne utérine, en s'invaginant, provoquerait des efforts de la mère et précipiterait ce fâcheux dénouement.

La délivrance de la vache n'est pas aussi indiquée : c'est une opération toujours répugnante et qui n'est pas toujours exempte de risques pour le praticien.

Les avis des vétérinaires sont très partagés sur l'opportunité de cette intervention et sur le choix du moment. La rétention de l'arrière-faix ne semble pas, en général, trop incommoder la mère et c'est pourquoi je conseille d'essayer les autres moyens d'expulsion du délivre, avant que d'y recourir.

Ces moyens sont très nombreux, mais souvent aucun ne donne de bons résultats. Les différents breuvages préconisés, les divers emménagogues sont loin d'avoir l'efficacité qu'on leur a attribuée. « Toutes ces préparations, dit le professeur MOUSSU, n'ont que peu d'effet sur l'expulsion du délivre et leur emploi ne doit être envisagé que dans les premiers jours d'une non-délivrance sans complication. » Pour ma part, je n'ai en eux qu'une crédulité très limitée ; lorsque je les prescris, c'est plutôt pour satisfaire un client et lui faire prendre patience. Par contre, j'ai une très grande confiance dans les lavages utérins à l'eau chaude préalablement bouillie, et de préférence, à une décoction de tan additionné au besoin d'un antiseptique.

Les injections, les lavages et de légères tractions plusieurs fois par jour sur la partie des enveloppes qui pendent hors de la vulve ont l'avantage d'être d'une exécution facile et de ne rien coûter.

GSELL, de Mondoubleau, dans un Mémoire couronné, en 1878, par la Société centrale, conseille avant tout les lavages utérins tels qu'on les pratique en Allemagne, avec de grandes quantités de liquide.

CHASSAING, de Pamiers, indique (*R. M. V.*, 1887), qu'il ne délivre pas à la main ; il utilise des injections d'eau boriquée, trois injections d'un litre par jour.

Laurent, de Bar-le-Duc, fait des lavages en se servant d'un tube de caoutchouc long de 1 m. 50 ; il injecte 5 à 6 litres d'eau tiède bouillie, trois fois dans la journée, et quand il y a déjà plusieurs jours que la vache a vêlé, il y ajoute 1 gramme de permanganate de potasse pour 5 litres d'eau à 45°, ce qui facilite l'expulsion rapide des enveloppes.

Cagny préconise la projection, avec la seringue de Pravaz, à la surface du vagin et de la matrice, de 2 grammes environ d'une solution alcoolique à un vingt-cinquième de vératrine (*R. M. V.*, 1885).

Bouchet, de Creil (*R. M. V.*, 1892), dit, en parlant de la délivrance artificielle : « L'opération est souvent chose facile lorsque les enveloppes n'adhèrent pas trop au cotylédon, et quand le part a eu lieu depuis moins de soixante-douze heures. Dans le cas contraire, il est impossible de détacher la portion des enveloppes correspondant au fond de l'utérus..... Alors il faut avoir recours aux lavages utérins et, de préférence, au crésylol. »

Eloire, de Caudry (*R. M. V.*, 1894), administre des breuvages alcooliques et fait d'abondantes irrigations tièdes de l'utérus avec une solution crésylée à 1 p. 100 renouvelées cinq à six fois par jour. « Il faut, dit-il, attendre et surtout ne jamais avoir recours à la délivrance artificielle, opération longue, pénible et non exempte de dangers pour la parturiente et pour l'opérateur. Quant aux médicaments utérins, seigle, safran, sabine, rue, dont l'action est efficace chez les femelles à placenta lisse, il est tout à fait inutile de les employer chez les ruminants. »

Lapôtre (*R. M. V.*, 1895) recommande de ne jamais porter la main sur le placenta, mais de donner, en même temps qu'une alimentation tonique, de la sabine, 50 grammes ; du café, 50 grammes dans 100 grammes d'eau ; il fait faire, concurremment, des injections intra-utérines d'eau crésylée à 1 p. 100 jusqu'à expulsion du délivre.

D'autres vétérinaires ne partagent pas cette manière de voir. Ainsi Brissot veut que : « Toujours le vétérinaire fasse la délivrance artificielle ; un vétérinaire ne doit pas reculer devant cette opération toute répugnante qu'elle soit. » (*R. M. V.*, 1886.)

Delaforge, de Paris (*R. M. V.*, 1886), pose en principe : qu'il faut toujours intervenir quand la vache a vêlé à terme ou, quand elle a avorté, si le fœtus porte des poils tenant bon, et si la mère n'est point fiévreuse. Il donne aux débutants ce conseil : « Soyez hardis prudemment et méthodiquement ; vous y trouverez le succès et la confiance. Il vous arrivera dans votre exploration, après la chute des enveloppes, de constater que vous avez laissé quelques débris ; enlevez ceux qui sont à votre portée et ne vous effrayez pas des autres ; ne vous rebutez pas. »

Durieux (*R. M. V.*, 1887) considère « qu'il faut toujours délivrer à la main et le plus tôt possible après l'accouchement, mais en ayant soin de laver l'utérus, avant et après, avec des injections antiseptiques chaudes ». Il n'a, lui aussi, qu'une confiance très relative dans les excitants emménagogues et anti-putrides qui ne seraient que des adjuvants de moyens plus sûrs et plus énergiques (*R. M. V.*, 1887).

Knowles (*R. M. V.*, 1903) pose cette question : « Quand doit-on délivrer une jument ? » Il répond : « Il faut d'abord faire des injections d'eau tiède et crésylée et administrer des anti-thermiques ; si des manifestations alarmantes se produisent, ne pas hésiter à intervenir aussitôt. »

Hermann (*R. M. V.*, 1908) admet qu'il faut combattre la non délivrance chez la vache, à la fois médicalement et chirur-gicalement. Les emménagogues, ajoute-t-il, sont souvent plus nuisibles qu'utiles ; il vaut mieux faire des injections intra-utérines pour provoquer les contractions de la matrice, mais elles sont, le plus souvent, impuissantes.

La délivrance artificielle est répugnante et dangereuse quand elle est tardive ; mais, dans les trente-six-quarante-huit heures après le vêlage, elle se montre toujours efficace surtout si, d'après certains auteurs, elle est précédée d'injections antiseptiques. Cependant, le même Hermann croit que ces injections sont nui-sibles à la prompte exécution des manœuvres, à moins qu'il n'y ait déjà putréfaction. La délivrance hâtive lui paraît préférable aux grands lavages utérins et aux breuvages sucrés.

Boudeaud, de Bordeaux (*R. M. V.*, 1919), au lieu de décol-ler le placenta fœtal avec la main chez la jument, conseille l'enserrement de la partie placentaire déjà décollée, dans un anneau que l'on pousse progressivement en avant.

Shaw (*R. M. V.*, 1918) communique une méthode d'extraction du placenta applicable seulement quand les enveloppes fœtales ne sont pas encore putréfiées. Elle consiste en une injection, dans la veine ombilicale ou une artère ombilicale du cordon, d'une solution saline ou antiseptique d'eau physiologique ou d'une

solution faible de permanganate, pour réveiller les contractions utérines et exciter l'élimination par séparation des villosités placentaires.

WILLIAMS, de New-York (*R. M. V.*, 1903), dit, à propos de cette question : « La rétention du délivre chez la vache ne résulte pas de l'inflammation des deux placentas, ni de la contraction tardive de l'utérus, mais bien de la débilité des malades, d'accouchements difficiles, avortement, placentite, métrite, plaies utérines, etc. » Il insiste sur la désinfection de l'utérus, sur son exploration — après désinfection des mains et des bras de l'accoucheur, — et sur les lavages tièdes au lysol à 1 p. 100. Diverses indications seront ainsi révélées : 1º rétention des enveloppes détachées, par la contraction du col utérin ou par un autre obstacle mécanique : leur extraction sera alors facile et immédiate ; 2º enveloppes encore attachées solidement, d'où possibilité d'infection et d'hémorragie. Il faut stimuler les fonctions utérines par des injections antiseptiques et prévenir la putréfaction des membranes. S'il y a menace de septicémie, on extirpera les cordons utérins qui ne sont, somme toute, qu'une surface de la muqueuse malade, opération en tout semblable au curetage de l'utérus chez la femme.

PERRUSSEL a observé cent trente et un cas de non-délivrance en sept ans ; il recommande la délivrance à la main après le troisième jour et les injections antiseptiques chaudes.

Doit-on intervenir ? Oui, dit GIACHINI (*R. M. V.*, 1903) ; il a observé qu'en s'abstenant, il survient des troubles graves, voire mortels : métrite septique, métro-péritonite, et, plus tard, vulvite, catarrhe chronique de l'utérus, nymphomanie, stérilité, etc. Il reconnaît qu'il est difficile de détacher les enveloppes ; il recommande l'asepsie et l'antisepsie, et surtout d'éviter la métrorragie.

Voici son procédé : Il opère trois jours après le vêlage ; ses précautions antiseptiques sont très complètes, semblables à celles que l'on prend dans les hôpitaux pour des opérations très graves. *a*) Si le délivre pend au dehors, il tire dessus lentement, de façon continue, et il excise au niveau de la vulve les parties amenées au dehors ; puis il attend au lendemain ; *b*) si le délivre est dans l'utérus, il essaie de l'atteindre et de l'amener dans le vagin, pour en faire la traction ; *c*) s'il y a rétention complète et sphacèle des enveloppes, il tâche d'en débarrasser les cotylédons et de nettoyer la matrice, le tout complété par des lavages vaginaux et utérins, plusieurs fois par jour, avec une solution de phénol glycériné à 4 p. 100.

Le professeur Moussu conseille d'essayer en Médecine vétérinaire, les injections sous-cutanées de « pituitrine », mais il met en garde contre le danger qu'il y aurait à y recourir lorsque le col utérin se montre rétracté ; on risquerait d'emprisonner dans l'utérus la masse dont on cherche à provoquer l'expulsion ; d'où l'indication de n'employer la pituitrine que lorsque le col est encore largement dilaté, c'est-à-dire, au plus tard, dans les trois jours qui suivent l'accouchement, et après s'être assuré de l'état du col utérin. On utilise en médecine humaine la pituitrine CHOAY que l'on injecte à la dose de un tiers de centimètre cube chez les primipares et de 1 centimètre cube chez les multipares.

Malheureusement, le vétérinaire n'est presque jamais appelé dans les trois jours qui suivent le vêlage, lors de rétention d'un délivre ; le propriétaire espère toujours le voir sortir, d'autant plus que cette rétention n'exerçant que très rarement une réaction sur l'état général, rien à ses yeux ne presse d'agir. On comprend la difficulté de faire, de la pituitrine, une étude profitable à nos grandes femelles domestiques.

Toutefois, on ne saurait trop engager les vétérinaires à essayer ce moyen élégant de combattre la non-délivrance (*R. M. V.* 1922).

J'ai tenu à consigner quelques-unes des relations les plus typiques, afin de mettre sous les yeux du lecteur les opinions des praticiens et les moyens qu'ils préconisent.

Il est incontestable que le vétérinaire, dans certaines circonstances, est obligé de délivrer artificiellement soit parce que le propriétaire l'exige, soit que l'on ait à redouter des complications d'infection par le séjour prolongé des enveloppes dans l'utérus.

L'opérateur devra s'entourer de précautions pour ne pas s'exposer à une infection septique qui, d'abord localisée au bras et d'ordinaire dangereuse, pourrait devenir mortelle. Au moment où on est appelé, on n'a pas toujours à sa disposition les produits dont on ferait usage pour se mettre à l'abri de l'infeciton putride. Voici comment je procède et conseille de procéder : se laver le bras dans l'eau froide, quelle que soit la saison ; le frictionner fortement avec du vinaigre et l'enduire d'huile d'olive. Cette précaution peut être prise en tout lieu et elle est suffisante.

Après l'opération on pourra très utilement suivre le conseil que donne le professeur MOUSSU : « Prendre un bain de bras, de dix à quinze minutes dans une solution antiseptique. »

Certes, la délivrance artificielle, chez la vache surtout, est une opération toujours longue, pénible, désagréable et même répugnante. Le désenchatonnement des cotylédons doit être fait lentement, avec douceur, pour éviter leur arrachement. Il est facile dans la partie postérieure de la matrice, mais difficile quand on arrive aux cotylédons volumineux des cornes utérines. Souvent on n'arrive pas à enlever les enveloppes du fond des cornes. Souvent aussi, la partie sur laquelle la main libre exerçait une action convenable se déchire, ce qui rend l'achèvement de l'opération impossible. Cet accident est plus fréquent après un avortement en raison de l'adhérence très grande des enveloppes avec les cotylédons. Je suis même convaincu qu'il est des cas où la délivrance artificielle est chose impossible ; j'ai constaté, en effet, dans plusieurs cas de renversement de l'utérus, une adhérence des enveloppes si grande, que le désenchatonnement avec la main seule était impraticable ; il fallut me servir d'un linge sec dont je recouvrais mes doigts. Et pourtant, j'avais les cotylédons sous les yeux, bien à la portée de ma main.

Après avoir retiré les enveloppes, il est sinon absolument nécessaire au moins très prudent, de pousser encore des injections dans la matrice. Je les fais faire avec une décoction de tan qui jouit de propriétés antiputrides considérables et qui a l'avantage du bon marché. Il existe cependant une contre-indication à ces injections : c'est quand elles déterminent des efforts expulsifs trop violents de la part de la vache.

CHAPITRE II

Hémorragie.

L'hémorragie après le part est un accident rare chez nos grandes femelles, si on entend par là un écoulement sanguin idiopathique semblable à celui qui se rencontre si fréquemment chez la femme après l'accouchement.

Chez nos animaux, l'hémorragie est de nature traumatique et elle est due, le plus souvent, aux déchirures profondes de la vulve, des parois vaginales ou du col de la matrice. En général, ce n'est pas un accident grave.

Quand, au contraire, elle résulte de plaies ou de déchirures produites au cours des manœuvres de la parturition, ou bien encore quand elle est la conséquence de tractions trop violentes sur les enveloppes fœtales, elle peut devenir mortelle, soit en raison de la quantité de sang perdu, soit à cause des complications de métrite ou métro-péritonite qui en sont la suite.

Gsell (*R. M. V.*, 1894) a observé, chez une jument, une hémorragie qu'il a attribuée à l'inertie, à la paralysie momentanée du muscle utérin. Bien que sa malade ait répandu environ 20 litres de sang, elle guérit. Il eut recours au tamponnement intra-utérin avec des éponges imbibées d'eau glacée ; aux frictions sinapisées sur les reins et le corps ; et, à dix minutes d'intervalle, à trois injections de 25 centigrammes d'ergotine dyalisée et 2 centigrammes d'arséniate de strychnine.

Petit (*R. M. V.*, 1900) relate une déchirure des parois utérines en avant du pubis, dans un cas de présentation postérieure, position lombo-sacrée ; la parturition s'effectua facilement en sectionnant les cordes des jarrets : la plaie se cicatrisa assez vite et la vache guérit.

Lorsqu'une présentation dystocique ou le volume trop considérable du sujet ont rendu le part laborieux, qu'il a fallu recourir à l'extraction forcée et qu'une hémorragie s'est produite, le praticien n'a, le plus souvent, d'autre ressource que de tamponner avec des serviettes trempées dans de l'eau froide légèrement acidulée.

Dans une circonstance de ce genre, après avoir obtenu le veau par l'extraction forcée, et avoir constaté une déchirure profonde de la vulve de la mère, j'ai vu le sang arriver à flots ; un moment même je me demandai si je ne devais pas conseiller de tuer la vache qui était très grasse et appartenait à un boucher. Cependant, j'enfonçai dans le vagin et la matrice des serviettes imbibées d'eau très froide ; je fis frictionner énergiquement l'animal et maintins en place, pendant plus d'une demi-heure, les serviettes ainsi enfoncées. Au bout de ce temps, j'en retirai d'abord une, puis deux : voyant que l'hémorragie avait cessé, je les retirai toutes, mais en me tenant prêt à les remplacer par d'autres, si le sang repartait. La mère se releva épuisée et pût être conduite à l'étable — ceci se passait dans un champ. — De bons breuvages de café additionnés d'eau-de-vie de cidre lui furent donnés ; on pansa à l'eau crésylée les plaies vaginales et vulvaires ; on fit également des injections dans la matrice et, au bout d'une semaine, la vache était guérie. Il s'en était fallu de quelques secondes qu'on l'ait sacrifiée.

Mais ces moyens, qui donnent souvent de bons résultats, seront avantageusement remplacés par les injections sous-cutanées d'ergotine.

CHAPITRE III

GESTATION EXTRA-UTÉRINE

Il me reste à dire quelques mots d'une forme toute spéciale de gestation anormale : la gestation extra-utérine.

Bien qu'on l'observe assez rarement, surtout chez nos grandes femelles domestiques, elle a été signalée depuis soixante ans par un certain nombre d'auteurs. Pour ma part, je n'en ai jamais rencontré un seul cas.

Le diagnostic n'en est pas facile et le vétérinaire ne peut que conseiller à son client ou bien l'attente des événements, ou bien le sacrifice immédiat pour la boucherie.

L'expectative peut laisser des résultats surprenants. Il peut arriver, en effet, quelque chose d'analogue au cas cité par VERNANT (*R. M. V.*, 1885) : « L'expulsion naturelle par le ventre, d'un fœtus à terme, et la guérison de la mère. »

HUS cite le fait d'une chienne qui a guéri après avoir expulsé par la région inguinale gauche, un fœtus mort et déjà septique, dix-huit jours après avoir normalement donné naissance à un chien mort.

BOVY (*R. M. V.*, 1897) reconnut une gestation extra-utérine. La vache fut aussitôt sacrifiée et il retira de la cavité abdominale, un veau vivant du poids de 38 kilogrammes, qui se développa très bien.

Le docteur MOREL, vétérinaire sanitaire de la Seine, a fait présenter par PION, à la Société centrale, une pièce anatomique montrant une gestation extra-utérine chez la brebis ; le fœtus

était à terme, et si la mère n'avait pas été livrée en parfait état
à la consommation, il est probable que le fœtus se serait créé, à
la longue, une issue à travers la voie abdominale.

FRIEZ (*R. M. V.*, 1901) a également constaté une gestation
extra-utérine chez une vache dont il a fait l'autopsie. Le fœtus
accolé contre le rumen était entouré de ses enveloppes minces
qui pénétraient dans l'utérus, à son bord supérieur, par une fente
longitudinale de 10 centimètres.

DROUIN (1900) a rencontré un cas de gestation extra-utérine
chez la chienne.

KAUPP (*R. M. V.*, 1903), chez la brebis, n'a reconnu cette
gestation qu'à l'autopsie ; l'utérus contenait un fœtus de trois
mois en parfaite condition, alors que la tumeur ouverte, trouvée
dans l'abdomen, et dont une extrémité aboutissait à la corne
gauche de l'utérus, contenait un fœtus apparemment bien
développé, mais en état de décomposition.

TAPKEN, de Varel, considère la gestation extra-utérine
comme assez fréquente chez la chèvre et la brebis ; le plus souvent, le fœtus est momifié ; d'autres fois il sort par les voies
naturelles.

VIGUIER et SUBERVIOLLE (*R. M. V.*, 1906) ont observé une gestation extra-utérine chez la vache. Le rejet, avec matières excré-
mentitielles, de débris putréfiés du fœtus, leur fit établir le diagnostic. La vache fut livrée à la boucherie. On trouva une
grande poche ovoïde vers le tiers supérieur de l'hypochondre
droit, adhérente à la séreuse péritonéale et à l'intestin grêle
avec lequel elle communiquait par une ouverture de 8 centimètres.

JACQUOT, de Saint-Nicolas-du-Port, a aussi constaté un cas
de gestation extra-utérine chez la truie. Le vagin et la matrice
étaient renversés. Craignant les déchirures de l'organe au cours
de la réduction, il crut prudent de faire l'ablation de l'utérus,
ce qu'il avait déjà fait plusieurs fois avec succès chez la vache.
Percevant des mouvements à travers la paroi vaginale, il conclut à l'existence de fœtus vivants dans la cavité abdominale ;
mais, vu l'état de la mère, il la fit sacrifier afin d'en tirer parti.
Il trouva dans la cavité abdominale deux poches fœtales dis-
tinctes, avec leurs membranes propres, mais qu'il crut être en
connexion étroite avec les oviductes.

La conduite du vétérinaire, quand il peut diagnostiquer cette gestation anormale, reste toujours la même : sacrifier la mère afin de réduire la perte pour le propriétaire.

J'arrête ici mon travail avec la conscience de n'avoir eu d'autre ambition que celle d'être utile à mes confrères et plus spécialement aux débutants de la profession. J'espère avoir réussi à leur donner confiance et je leur souhaite : succès et considération.

TABLE DES MATIÈRES

TROISIÈME PARTIE

Les accidents de la gestation.

QUATRIÈME PARTIE

Opérations obstétricales.

CINQUIÈME PARTIE

Accidents consécutifs au part.

Orléans, Imp. H. Tessier.

VIGOT FRÈRES

ÉDITEURS

Successeurs de ASSELIN et HOUZEAU

Extrait du Catalogue Général

Art Vétérinaire

Conditions d'expédition :

Pour recevoir *Franco de Port* les ouvrages inscrits sur le présent catalogue, joindre 10 % en plus du prix marqué pour la France et pour l'Étranger.

Compte Chèques Postaux. — Paris 237.73

23, rue de l'École-de-Médecine
PARIS (V°)
1924

(Reg. du Commerce 23.292 — Paris)

VIGOT frères, Editeurs, 23, rue de l'Ecole-de-Médecine, PARIS
Successeurs de ASSELIN et HOUZEAU

VADE MECUM

DU VÉTÉRINAIRE

par H. MOLLEREAU

Membre de la Société centrale de Médecine Vétérinaire.

Ch. PORCHER	**E. NICOLAS**
Professeur	Directeur et Professeur
à l'École Vétérinaire de Lyon.	à l'École Vétérinaire d'Alfort

Sixième édition revue et très augmentée.

In-12 XII-396 pages, format de poche, cartonné, 1923.............. **20 fr.**

L'éloge du Vade-mecum de Mollereau n'est plus à faire, le succès ininter-rompu des cinq premières éditions nous en dispense. Contentons-nous seulement de signaler les nombreuses améliorations et additions que les auteurs, toujours soucieux de mettre leur livre au courant des progrès de l'art vétérinaire, y ont apportées.

C'est d'abord le formulaire magistral qui a été révisé aussi soigneusement que possible. Quelques formules, que les auteurs se sont efforcés de bien choisir, quelques médicaments nouveaux, qui leur ont paru dignes d'être employés (*carbonate de bismuth, citrate de soude, urotropine, anhydride sulfureux*), sont venus grossir cette partie de l'ouvrage.

Au chapitre des grandes médications, il a fallu faire état des acquisitions nouvelles, dont l'intérêt n'est pas niable, de la *pyothérapie* et de la *vaccinothé-rapie* ; la sérothérapie et les vaccinations ont également reçu les compléments jugés utiles : au nombre des paragraphes ajoutés, citons ceux consacrés aux *sérums antigangréneux* et *antipestique*, aux *vaccinations contre la peste bovine, l'avortement épizootique* et la *typhose aviaire*.

Le Mémorial thérapeutique a été aussi minutieusement revu que les autres parties de l'ouvrage ; en s'efforçant de le mettre au courant des plus impor-tantes données récemment acquises, tant dans le domaine de la prophylaxie que dans celui de la thérapeutique.

De sérieuses additions ont été apportées au chapitre de l'Hygiène alimentaire. Nous mentionnerons, entre autres, de sommaires mais utiles indications sur l'*alimentation du chien et des volailles.*

Enfin, il a paru bon d'introduire dans l'ouvrage quelques renseignements suc-cincts relatifs à certaines questions sur lesquelles le vétérinaire est assez souvent consulté, qu'il lui est, du reste, indispensable de connaître, au point de vue de l'hygiène et de la prophylaxie de certaines maladies : il s'agit de la *lutte contre les rongeurs* et *contre les mouches.*

L'augmentation du texte, plus d'un tiers de l'édition précédente, nous a obligé à modifier le format qui, cependant, est resté le format de poche. C'est donc un livre entièrement nouveau que nous offrons au praticien.

VIGOT frères, Editeurs, 23, rue de l'Ecole-de-Médecine, PARIS
Successeurs de ASSELIN et HOUZEAU

TRAITÉ

DE

THÉRAPEUTIQUE CHIRURGICALE

DES ANIMAUX DOMESTIQUES

P.-J. CADIOT et J. ALMY

Troisième édition,

par P.-J. CADIOT

Directeur de l'École d'Alfort

TOME I. — Chirurgie générale, affections communes à tous les tissus, affections des tissus, affections des régions et des organes.

1 volume in-8 raisin de XVI-980 pages, 314 figures, cartonné, 1923... **50 fr.**

TOME II. — Affections des régions et des organes.

1 vol. in-8 raisin de 1100 pages, 350 figures, cartonné 1924......... **50 fr.**

En écrivant ce livre, l'idée maîtresse des auteurs a été de réunir dans un seul ouvrage les données essentielles de la pathologie chirurgicale et de la médecine opératoire, mais surtout les moyens de traitement de toutes les affections chirurgicales des principales espèces domestiques. Leur but n'était pas de faire uniquement un livre didactique : ils ont voulu en même temps fournir au lecteur le plus possible de renseignements utiles pour la pratique de l'art et lui indiquer les interventions, procédés ou moyens de choix.

Les deux premières éditions du Traité de thérapeutique chirurgicale ont reçu des praticiens l'accueil le plus favorable. Aussi les auteurs ont-ils, pour cette troisième édition, adopté l'ordonnance générale et le groupement des matières des éditions précédentes, du moins pour le tome premier.

La première partie — 193 pages — est consacrée à de brèves *remarques préliminaires* et à la *chirurgie générale*, puis vient l'étude des *affections communes à tous les tissus*, — *les lésions traumatiques* et leurs complications décrites en une centaine de pages. Ici les auteurs signalent les innovations récemment préconisées dans le *traitement des plaies* ; mais n'oubliant ni les conditions, ni les exigences de la pratique vétérinaire, ils restent partisans de la formule d'avant-guerre : — *pour les plaies exemptes d'infections, pansements aseptiques ; pour les plaies souillées ou infectées, traitement antiseptique.* Parmi les questions nouvelles, signalons la sporotrichose et la leishmaniose.

Les *affections des tissus* en particulier sont étudiées en douze chapitres comptant un peu plus de 250 pages. Viennent enfin, les *affections des régions*, la partie de beaucoup la plus étendue et dont les dix premiers chapitres — crâne et cerveau ; rachis et moelle ; œil, oreilles et autres régions de la tête — terminent le volume.

Le tableau des abréviations bibliographiques a été composé en groupant d'abord les publications de langue française, celles où les auteurs ont surtout puisé.

L'ouvrage entier a subi une révision minutieuse, de nombreuses retouches, et l'on y trouve partout des additions heureuses.

Méthodique, complet, moderne, sans faire table rase des vieux moyens, des bonnes choses du passé, on peut lui prédire un légitime succès.

LES MALADIES DU PORC
par G. MOUSSU

Professeur à l'École Vétérinaire d'Alfort et à l'Institut Agronomique

Deuxième édition

1 vol. in-8 écu de 290 pages avec 95 figures dont 4 en couleurs et 12 planches hors texte en trichromie, cartonné, 1924 . . . . **20 fr.**

Les conditions générales de l'élevage du porc ont changé tout comme les conditions générales sociales de l'homme. Les petits élevages par unités pratiqués autrefois partout par les ménages ruraux semblent en train de disparaître ; ils se trouvent remplacés, partiellement seulement quand il s'agit de chiffrer les effectifs, par des élevages plus importants dits industriels.

Ceux-là sont infiniment plus aléatoires, ils comportent de grands risques s'ils sont dirigés par des personnes ne connaissant pas bien leur métier.

L'élevage du porc serait l'un des plus rémunérateurs, si, de temps à autre, les épidémies ne venaient jeter le désarroi dans les entreprises les mieux conduites. Il est donc du plus haut intérêt pour l'éleveur de savoir et de pouvoir s'en préserver ; il n'existe d'autre moyen que de se bien documenter sur les maladies spéciales de l'espèce. C'est le but vers lequel tend cette publication, où l'auteur cherche à la fois à faciliter la tâche de l'éleveur en lui faisant prévoir les dangers possibles et celle du vétérinaire en lui permettant de les combattre dès qu'ils ont été reconnus.

MÉDECINE ET CHIRURGIE CANINES

PAR MM.

P.-J. CADIOT
Directeur de l'École d'Alfort.

F. BRETON
Vétérinaire à Paris.

Quatrième édition

In-8 écu XII-420 pages et 72 figures. Cartonné 1923 . . . . **20 fr.**

L'éloge de ce petit ouvrage n'est plus à faire. Tous ceux — praticiens ou étudiants — qui ont eu entre les mains les précédentes éditions, ont proclamé les services qu'il leur a rendus, et il a été aussi bien accueilli à l'étranger qu'en France. On y trouve les choses essentielles de la médecine et de la chirurgie du chien, les données qui peuvent guider, aider ou intéresser le vétérinaire.

Les auteurs lui ont conservé sa forme élémentaire, la même ordonnance des matières et les qualités qui ont fait son succès : concision, clarté, précision dans l'exposé des maladies, affections et opérations successivement décrites ; souci constant d'indiquer les progrès de la thérapeutique, mais en n'acceptant les remèdes nouveaux qu'à la lumière de la critique ou après démonstration évidente soit de leur efficacité, soit de leur supériorité sur les moyens usuels.

Cette quatrième édition a été revue avec soin et notablement accrue. Malgré la composition en petits caractères d'une partie du texte afin de réduire autant que possible le volume du livre, les additions l'ont augmenté d'une cinquantaine de pages. Parmi les nouveaux sujets traités, mentionnons les *tumeurs de la région anale*, l'*eustrongylose rénale*, la *rétention d'urine* et l'*incontinence*, la *non-délivrance*, *leishmaniose*, l'*irido-cyclite* et l'*irido-choroïdite*, la *rétinite* et l'*atrophie du nerf optique*, la *ténectomie caudale*.

C'est intentionnellement que la *tuberculose* y reste exposée avec plus de détails que les autres maladies, en vue précisément d'appeler sur elle l'attention des vétérinaires qui doutent encore de sa fréquence et en connaissent peu les multiples modalités.

LES MALADIES DU CHEVAL

(ÉLÉMENTS DE CLINIQUE VÉTÉRINAIRE)

PAR

F. BRETON ET E. LARIEUX

Ancien chef des travaux de clinique à l'École d'Alfort. Membre de la Société centrale de Médecine vétérinaire.	Vétérinaire-major de 2ᵉ classe au 9ᵉ régiment de dragons. Membre de la Société centrale de Médecine vétérinaire

Quatrième édition revue et augmentée.

In-8 écu, XXIV-500 pages, cartonné, 1923 .... **20 fr.**

Dans cet ouvrage — véritable Vade-mecum — destiné au praticien, les auteurs présentent des tableaux cliniques des maladies et affections les plus fréquentes du cheval, tant dans l'ordre médical que dans l'ordre chirurgical. Dans un premier chapitre, ils exposent comment doit se faire l'examen clinique : pronostic ; rédaction de l'ordonnance. La seconde partie comprend la clinique médicale, la troisième la clinique chirurgicale et la quatrième, les médications usuelles. Dans la clinique chirurgicale, le manuel opératoire est décrit, non sous la forme pédagogique, mais avec les détails qu'il importe au praticien de ne pas oublier. Enfin, un addendum rappelle les principes de la déontologie vétérinaire. La forme, originale, a été une innovation heureuse dans la littérature professionnelle. Ce livre répond aux besoins journaliers du praticien, plus attaché au tableau clinique et aux médications thérapeutiques qu'à l'exposé dogmatique des maladies et affections, qu'il rencontre habituellement dans l'exercice de son art. Le bienveillant accueil que les trois précédentes éditions ont trouvé auprès du public, témoigne de la valeur de l'ouvrage ; son succès ininterrompu est un garant du succès de cette nouvelle édition qui marque une étape dans la clinique hippique.

MALADIES DU MOUTON

par G. MOUSSU.

Professeur à l'École Vétérinaire d'Alfort

In-8 écu, 336 pages, 120 figures et 8 planches en couleurs, cart. 1923.. **20 fr.**

Si l'élevage du mouton, bien compris sous le rapport de l'hygiène et de l'alimentation rationnelle, est l'un des plus rémunérateurs auquel l'éleveur puisse se livrer, il ne faut pas oublier qu'il nécessite une condition de plus : l'absence de maladies. Or, quand les maladies font leur apparition dans les troupeaux, ce n'est pas ordinairement par unités que se chiffrent les décès, mais souvent par dizaines et cinquantaines.

Comme la plupart des maladies enzootiques sont évitables ou guérissables, on ne saurait apporter trop d'attention à leur connaissance précise. Elle seule permet aux éleveurs et aux bergers de prévoir le danger à temps, et d'y parer, soit directement, soit avec l'aide de vétérinaires qui sont tout désignés pour diriger l'application des mesures qu'ils jugeront utiles suivant les circonstances. C'est le but que s'est proposé le professeur Moussu en écrivant cet ouvrage dans lequel il passe en revue les principales maladies qui peuvent frapper le mouton, depuis sa naissance jusqu'à la vieillesse.

TRAITÉ DES
MALADIES DU GROS BÉTAIL

PAR

G. MOUSSU,	**Raymond MOUSSU,**
Professeur à l'École Vétérinaire d'Alfort et à l'Institut national agronomique. Docteur en médecine, Docteur ès sciences, Membre de l'Académie d'Agriculture.	Ancien chef des travaux de la chaire de Pathologie bovine à l'École Vétérinaire de Lyon, Chef des travaux de la chaire de Pathologie chirurgicale à Alfort.

Quatrième édition

2 vol. in-8 raisin, 1078 pages, 365 figures, 16 planches en couleurs, 1922 **60 fr.**

La quatrième édition des *Maladies du Bétail* n'ayant pu paraître en fin de 1914 bien que sa composition fût terminée depuis juin, M. le professeur **MOUSSU** a cru utile, en 1919, de lui donner une forme quelque peu différente. La valeur acquise durant ces dernières années par les animaux des différentes espèces domestiques, de même que la spécialisation des entreprises d'élevages, justifient l'élaboration d'ouvrages distincts, exclusivement consacrés à la pathologie de chacune de ces espèces domestiques.

Les *Maladies du Bétail* n'existeront plus, mais seront remplacées par **Les maladies du gros Bétail, Les maladies du Mouton, Les maladies du Porc**; les intéressés pourront ainsi, plus commodément, trouver ce dont ils ont besoin.

Lors de la publication des *Maladies du Bétail*, en 1902, l'auteur n'avait pas cru devoir y introduire les affections contagieuses visées par la loi sanitaire, exception faite pour la tuberculose ; mais le grand traité des *Maladies microbiennes* de Nocard et Leclainche n'ayant pas reparu en Libraire depuis cette époque, nous avons pensé que l'*exposé clinique* de ces affections spéciales aux Bovidés trouverait logiquement sa place dans ce nouvel ouvrage.

On a bien voulu dire que les éditions antérieures des *Maladies du Bétail* constituaient de véritables instruments de travail : nous espérons que **Les maladies du gros Bétail** représenteront un instrument quelque peu perfectionné.

L'ABATTOIR MODERNE
Construction, Installation, Administration
par le Docteur A. MOREAU

Deuxième édition, revue et très augmentée.

In-8 raisin, 950 pages avec 275 plans et figures, cartonné, 1916....... **40 fr**

En écrivant cet ouvrage, le docteur Moreau a eu pour but de renseigner théoriquement et pratiquement tous ceux qui ont à s'occuper de la création et de l'exploitation d'un abattoir : autorités municipales, architectes, constructeurs, vétérinaires, hygiénistes, etc... Chacun y puisera les documents qu'il lui importe de connaître, tant pour les formalités administratives, préalables, que pour l'élaboration des plans et devis, et enfin, pour les dispositions réglementaires qui régissent le fonctionnement d'un abattoir municipal et de ses annexes.

L'échec des abattoirs industriels régionaux, cette tentative irrationnelle d'américanisation, a ramené les esprits vers les conceptions plus sages de l'abattoir moderne municipal, pourvu de tous les perfectionnements utiles, tel qu'il les définit et décrit dans cet ouvrage.

La reconstruction des régions dévastées et la reprise du mouvement de transformation de nos vieux abattoirs placent le livre du docteur Moreau au premier rang de l'actualité.

La deuxième édition, considérablement augmentée, contient notamment de nombreux plans d'abattoirs modernes nouveaux, des indications importantes sur les frigorifiques d'abattoirs, sur l'hygiène de l'abattoir, et une documentation complète sur l'inspection sanitaire et sur les diverses taxations à l'abattoir.

Hôpitaux de l'École d'Alfort

ÉTUDES

DE

PATHOLOGIE ET DE CLINIQUE

Recherches expérimentales
par P.-J. CADIOT

Professeur de Clinique,
Directeur de l'École Nationale Vétérinaire d'Alfort
Membre de l'Académie de Médecine.

In-8 raisin 618 pages, 65 figures et 4 planches en couleurs, 18 99.... 1f fr

PRÉCIS

D'EXTÉRIEUR DU CHEVAL

ET DES

PRINCIPAUX MAMMIFÈRES DOMESTIQUES
par F.-X. LESBRE

Directeur de l'École Nationale Vétérinaire de Lyon.

Deuxième édition.

In-8 raisin, VIII-552 pages, 312 figures, cartonné 1920............. 30 fr.

ÉLÉMENTS D'HISTOLOGIE

ET DE

TECHNIQUE MICROSCOPIQUE
par F.-X. LESBRE

Professeur à l'École Nationale Vétérinaire de Lyon.

AVEC LA COLLABORATION

de V. BALL, E. FORGEOT, G. MAROTEL et A. RABIEAUX
Chefs de Travaux à la même École

Deuxième Édition

In-8 raisin, X-630 pages, 467 figures, 1903 .... 14 fr.

VIGOT frères, Éditeurs, 23, rue de l'École-de-Médecine, PARIS
Successeurs de ASSELIN et HOUZEAU

TABLEAUX

SE COMPOSANT CHACUN D'UNE FEUILLE IN-PLANO ACCOMPAGNÉE D'UN TEXTE EXPLICATIF CORRESPONDANT AUX FIGURES

1º **Les Formes extérieures et l'Anatomie élémentaire du Cheval,** 8 figures, dont 6 coloriées, avec explication . . . . 5 fr.

2º **L'Age des Animaux domestiques, Cheval, Bœuf, Mouton, Chien,** 42 figures noires avec explication . . . . 3 fr.

3º **Les Tares et les Défectuosités du Cheval,** 50 figures noires, avec explication . . . . 3 fr.

4º **L'Anatomie élémentaire, les Maniements et les Coupes de boucherie du Bœuf,** 10 figures dont 6 coloriées. . . . . 5 fr.

5º **La Ferrure du Cheval, du Mulet et du Bœuf,** 59 figures noires, avec explication, par P. MEGNIN, ancien vétérinaire militaire. . . . . 3 fr.

6º **Les principales races des Chiens et les maladies dont ils sont généralement atteints,** 30 figures avec texte, par E. WEBER, vétérinaire à Paris . . . . 3 fr.

7º **Tableau des principales races et robes de Chevaux,** 15 figures coloriées, dessinées par Albert ADAM, et une notice explicative. . . . . . 5 fr.

8º **Tableau synoptique des signes rabiques et du Traitement de la Rage,** par BOURREL, vétérinaire à Paris, 2 figures, représentant la rage furieuse et la rage mue du chien . . . . 3 fr.

RECUEIL

DE

MÉDECINE VÉTÉRINAIRE

PUBLIÉ A

L'ÉCOLE D'ALFORT

le 15 et le 30 de chaque mois

PAR MM. LES PROFESSEURS

CADIOT, COQUOT, DECHAMBRE, KAUFMANN, MOUSSU, PETIT et RAILLIET

Le PRIX DE L'ABONNEMENT ANNUEL, France et Colonies : **25 francs.** — Étranger : **30 francs.**

Toute demande d'abonnement doit être accompagnée d'un mandat-poste ou versement à notre compte chèques postaux Paris nº 237-73, ou chèque sur Paris au nom de MM. VIGOT frères, éditeurs du journal.

Orléans, — Imp. H. TESSIER.